总主编 卢传坚 陈 延

中医补土理论菁华临床阐发

克罗恩病

主　　编 陈　延　张北平
副 主 编 黄智斌　何家鸣
编　　委（按姓氏汉语拼音排序）
　　　　　陈　延　陈水林　何家鸣　胡锦辉
　　　　　胡学军　黄智斌　李秋慧　李志雄
　　　　　林锦荣　林志宾　刘　刚　杨弘楚
　　　　　杨小静　张北平　张怡婧　周巧萍

科 学 出 版 社
北 京

内 容 简 介

本书是"中医补土理论菁华临床阐发"丛书之一，是克罗恩病中医诊治的专著，分为三章，第一章系统总结了克罗恩病病名的历史沿革、病因病机和治疗方案，第二章重点介绍了基于补土理论的中医克罗恩病"病-证-症诊治体系"，第三章则主要总结了近 10 年来使用中医药及中西医结合方法诊治克罗恩病的医案。

本书系统总结了克罗恩病的中医诊治思路，理法方药齐备，适合致力于克罗恩病诊治的临床医生、研究生阅读。

图书在版编目（CIP）数据

克罗恩病 / 陈延，张北平主编. — 北京：科学出版社，2020.6
（中医补土理论菁华临床阐发 / 卢传坚，陈延总主编）
ISBN 978-7-03-065124-2

Ⅰ. ①克… Ⅱ. ①陈… ②张… Ⅲ. ①克罗恩病—中医治疗法
Ⅳ. ①R259.746.2

中国版本图书馆 CIP 数据核字（2020）第 080874 号

责任编辑：陈深圣　郭海燕 / 责任校对：王晓茜
责任印制：徐晓晨 / 封面设计：北京蓝正广告设计有限公司

科 学 出 版 社 出版
北京东黄城根北街 16 号
邮政编码：100717
http://www.sciencep.com

北京凌奇印刷有限责任公司 印刷
科学出版社发行　各地新华书店经销
*
2020 年 6 月第 一 版　开本：720×1000　B5
2020 年 6 月第一次印刷　印张：8
字数：157 000
POD定价：49.00元
（如有印装质量问题，我社负责调换）

总　序

　　"传承精华，守正创新"是习近平总书记对中医药工作作出的重要指示，为中医药传承、创新、发展指明了方向，中医药事业的发展迎来了前所未有的机遇。值此之际，由广东省中医院岭南补土学术流派学术带头人卢传坚教授策划并担任总主编的"中医补土理论菁华临床阐发"丛书也即将出版面世。这套丛书集结了我院多个学科众多专家学者的力量，是近百名编委共同努力的心血结晶，也是这些年来我院大力发展中医学术流派研究的成果之一。

　　2013年，为了响应国家中医药管理局"大力建设学术流派"的号召，也为了进一步提升中医理论及临床诊疗水平，广东省中医院组建了"岭南补土流派工作室"。该工作室自建立以来，除了在理论及临床研究方面的不懈努力外，也着力于推动补土理论的学术交流，举行各种案例分享及学术探讨活动，有力推动补土学术理论在各学科的应用。经过这些年的发展，多个学科在补土理论的临床应用方面已经有所收获，凝练出了各自的专科特色。为了更好地总结和提炼这些理论精华，岭南补土流派工作室发起"中医补土理论菁华临床阐发"丛书写作计划，得到了各学科团队的热烈响应。在经过了将近两年的准备及反复修改核对后，这套总稿超百万字的丛书终于成稿。

　　翻开书稿，书中不仅有编委们精心整理的理论、丰富的临床案例，突出了我院流派研究理论与实践相结合的特点；在书稿的架构上，由岭南补土流派工作室撰写"中医补土理论菁华临床阐发"丛书有《总论》一册，其他分册遍及多个临床学科，目前已交稿的包括《内分泌科》《耳鼻喉科》《肝病科》《肿瘤科》《乳腺科》《肾病科》《消化科》《皮肤科》《眼科》《呼吸科》共十个专科分册，组成了丛书专科系列。另有《异常子宫出血》《子宫内膜异位症》《湿疹》《克罗恩病》《肺癌》共五个专病分册，组成了丛书专病系列。虽然不同专科、疾病的具体治疗方案各有特色，但所应用的理论都源于补土，这正是中医"异病同治"的鲜明体现。

　　同时，多学科应用、突出优势病种也切合了学术流派的发展特点。纵观古代流派名家，虽各有所长，但基本不分科，只要灵活运用，在不同疾病的治疗中均能得心应手。因此，流派学术思想的应用，一方面应该在多个领域中"遍地开花"，不断拓宽其应用范围，此为"横向发展"；另一方面，对于理论应用适用性强的病种还应重点发掘，优化其治疗方案，此为"纵向发展"。流派学术理论的应用既要使其有一定的普及性，更要突出其独特的治疗优势，使得流派理论的应用既能保持其特色，又能得到进一步的推广，这正是本套丛书的鲜明特点。

在这套丛书各分册的编委名单中,既有年龄与我相近的老专家作为学术顾问,同时也有不少年轻医生参与了本套丛书的编写,这充分体现了中医学术的传承以及老一辈专家对年轻一代的提携。我相信,编写的过程既是对老专家临床经验的总结提炼,也是后辈们深入学习的一次机会。书籍是中医传承过程中重要的思想载体,希望这套丛书不仅是一份标志性的成果,更是一个起点,能够吸引更多的中医人进入到中医流派理论学习中去,更好地发挥中医的治疗优势。

是以为序!

国医大师、广州中医药大学首席教授

2020 年 4 月于广州

前　言

　　克罗恩病（Crohn's disease，CD）是一种以消化道病变为主的自身免疫性疾病，可累及从口腔到肛门的全消化道，以消化道节段性、全层性、炎症性病变为主要病理特征，常累及消化道以外的器官，如关节、皮肤及眼。克罗恩病的表现极其复杂，主要包括消化道症状（腹痛、腹泻、腹部包块、瘘管形成及肛周病变等）及全身表现（发热、营养障碍等）和肠外表现（皮肤病变、关节和骨骼病变、眼部病变、肝病变、血液系统病变、血管性病变、心肺病变、肾病变等），除以上表现外，克罗恩病还有肠梗阻、肠穿孔、消化道出血等并发症存在。本病目前发病原因不明，治愈难度大，而且好发年龄在18～35岁，对患者的生活质量有很大的影响，被世界卫生组织列为现代难治病之一。由于发病原因不明，因此目前尚无有效的对因治疗方法，西医治疗以诱导缓解和维持缓解为主，需要长期服用药物。比较有效的西医方案是生物制剂，但费用昂贵，比较主流的西医方案是免疫抑制剂，但存在有效率低（70%左右）、副作用大、患者无法耐受等情况；中医治疗相对而言，存在着副作用小、患者依从性好、能够保持维持缓解的效果等优势，但目前的文献多以案例报道和个人经验为主，缺乏大样本、多中心的研究，而且治疗方案个性化强，缺乏统一的认识，更缺乏理论层面的支持。

　　我院（广东省中医院）从2009年开始，以李杲补土理论为理论核心，对克罗恩病的中医诊治进行了系统规范的研究，也取得了一定的效果，现将其总结整理，希望使同道在运用中医药诊治克罗恩病方面有更为系统规范的认识，也为提高本病的临床疗效贡献一份力量。

　　本书共三章。分别从克罗恩病的中医概述、补土理论与克罗恩病、补土理论指导下的克罗恩病运用案例三个章节对克罗恩病加以介绍。

　　第一章以文献为基础，对克罗恩病的中医诊治经验进行了全面的回顾和整理，我们以"克罗恩病"、"克隆氏病"为主题词检索了从2009年到2019年的相关文献，并对文献进行查阅、分析，挑选出有代表性的文献，从病名、病因病机、治疗方案三个方面全面展示了目前国内中医界诊治克罗恩病的经验。病名方面目前尚未统一，但从"肠痈"来定义克罗恩病是比较合适的，而且也能够形成一个独立的疾病认识观。病因病机方面既有"感受外邪、饮食不节、情志失调、脏腑亏虚"等常见的病因，也发现了一些特殊的病因病机，如"烟毒蓄积、浊毒内生、病久入络"等。治疗原则方面，常规的方法为分型论治法，除此之外，也有专家提出了分期论治、分脏腑论治、专方论治等方法，文中还介绍了肛周病变的处理、外治法等，并介绍了营养支持治疗的方案选择。

第二章是本书的精华部分，主要介绍我院提出的"病-证-症诊治体系"。在对克罗恩病中医病因病机的认识方面，我们认为：①浊气内伏为重要病因；②禀赋不足与脾胃虚弱为主要的发病基础；③环境因素对本病的发病影响明显；④内生的病理产物造成了疾病表现的复杂性；⑤阳气下陷是重要的病机特点；⑥三焦功能失常是造成多系统损害的基础。以此认识为基础，我们确定了克罗恩病的"病-证-症诊治体系"。本体系以"升陷固脾化浊解毒汤"为核心处方，实行专病专方的诊治方案，然后，根据患者的中医证型和临床症状进行加减，又符合辨证论治的原则；而且详细地介绍了每种药品的特点，以便在加减运用时更为精准。除本系统外，还基于对补土理论的认识，讲解了针对营养支持治疗方案的协同问题及肛周脓肿和肛瘘的处理思路。

第三章主要是我院近 10 年来诊治克罗恩病的相关病案的总结，分为纯中医治疗与中西医结合治疗两节，在纯中医治疗医案一节中，从诱导缓解、维持缓解、协同胃肠营养治疗、肛周脓肿治疗、肛瘘治疗等多个方面展示了中医药治疗效果及诊治思路。在中西医结合治疗医案一节中，着重介绍了如何寻找中医药在规范西医治疗中的切入点的问题，针对临床上遇到的标准方案无法维持稳定疗效的问题、炎症指标稳定但患者临床症状无法缓解的问题、临床症状稳定但患者炎症指标无法缓解的问题、合并肠腔狭窄的处理问题、合并肛瘘的处理问题等给出了指向性的思路和处理后的效果，以供临床医师参考。

编　者

2019 年 12 月

目　　录

第一章 克罗恩病的中医概述

第一节 病名的历史沿革

克罗恩病（Crohn's disease，CD）是一种以消化道病变为主的自身免疫性疾病，可累及从口腔到肛门的全消化道，以消化道节段性、全层性、炎症性病变为主要病理特征，常累及消化道以外的器官，如关节、皮肤及眼。克罗恩病的表现极其复杂，主要包括消化道症状（腹痛、腹泻、腹部包块、瘘管形成及肛周病变等）及全身表现（发热、营养障碍等）和肠外表现（皮肤病变、关节和骨骼病变、眼部病变、肝病变、血液系统病变、血管性病变、心肺病变、肾病变等）。除以上表现外，克罗恩病还存在肠梗阻、肠穿孔、消化道出血等并发症。世界卫生组织于 1973 年正式命名本病，其中文译名曾为克隆病或克隆氏病，2002 年，中华医学会将本病正式命名为克罗恩病。由此可见，本病是近现代才提出的一种疾病，在古代中医文献中没有针对本病的相关记载。

对于本病的中医病名，目前尚未完全统一，根据其临床表现可命名为"内伤发热"、"腹痛"、"积聚"、"肠痈"、"泄泻"、"痹证"、"肛痈"、"便血"、"痢疾"、"口疮"、"痔漏"、"虚劳"等。中华中医药学会脾胃病分会在 2006 年编写的《中医消化病诊疗指南》一书中，从中医内科角度入手，认为本病属于中医学"泄泻"、"腹痛"、"积聚"、"便血"等范畴。但如果根据其肠道病变及肛周病变的特点，结合《灵枢·痈疽》的论述，也可将本病归属于中医学"痈"的范畴，其中肠道病变属于"内痈"，肛周病变属于"外痈"。

由于克罗恩病的临床表现较为复杂，可能同时或先后并见多个症状，所以，在病名的命名方面，不同的医家会根据其特点及关注的重点对疾病进行命名，这种命名方法最大限度地还原了疾病的临床特点，但同时也存在着一定的问题。

第一，无法明确疾病的核心病机。虽然中医诊治疾病以辨证论治为基础，但同样的证型在不同的疾病中，使用药物是有所不同的，这与疾病所特有的病机有关，比如同为湿热证，如果病名为泄泻者，多数会选择葛根芩连汤进行治疗；而病名为痢疾者，则多数会选择芍药汤或白头翁汤。这是因为泄泻的核心病机是水谷不分，以气分为主，而痢疾的核心病机是脂血伤败，以血分为主。针对同一种西医疾病，如果有数个中医病名与之对应，则很难明确哪种关键病机才是与克罗恩病相关的，这样不利于针对疾病的深入研究。第二，无法保持稳定的维持缓解方向。克罗恩病是一种需要终身治疗的疾病，所以维持缓解是治疗的重点，而维持缓解也是中医药的重要靶点之一，如果多种病名并存，仅根据临床症状来诊治，就无法维持稳定的治疗方向。今天患者有腹泻，去治泄泻，明天患者大便带血，又治便血，后天患者出现关节疼痛，又治痹病，虽然从表面上看也是一种诊治疾病的方法，但无法抓住主要矛盾，会使治疗药物的力量分散，难以保持长久的治疗效果。第三，不利于疾病的回顾性研究。克罗恩病是一种疑难疾病，发病率低，患者人数有限，所以，中医院目前尚无法进行大样本、多中心的前瞻性临床研究。对于疾病诊治资料的回顾性研究有利于总结经验，发现有效的治疗方案，但如果在临床诊治的过程中，中医病名多样化，在后期进行回顾性研究时，就存在疾病关联度混乱的问题，因为像腹痛、泄泻、便血等中医病名，并不仅仅跟克罗恩病相对应，还跟肠炎、消化道出血等疾病有关，所以无法进行规范的资料回溯。如果能够使用一个中医病名来命名克罗恩病，则更有利于以后的规范化治疗和临床研究。

根据世界卫生组织推荐的克罗恩病诊断标准来看，裂沟、瘘管和肛门部病变被认为是独立选项，如果具有典型的肠镜下表现，即使没有病理支持，合并有以上选项者也可被认为是确诊的患者；虽然《2016 年克罗恩病诊治欧洲循证共识意见》强化了更为客观化的内镜、组织学、影像学表现等，但在诊断一节仍然指出"在确诊之前约有 80% 的患者可能出现腹痛，有 60% 的患者体重下降。……CD 患者在确诊时 4%～10% 的患者有肛瘘，肛瘘也有可能是诊断时的主诉"等与症状相关的描述。通过对古代文献的整理分析，发现"肠痈"较之前文提到的中医病名来说跟克罗恩病的契合度更高。

最早规范论述肠痈的中医著作是《金匮要略·疮痈肠痈浸淫病脉证并治》，其对于肠痈症状的认识成了后世研究肠痈的蓝本，该书文中提出："肠痈之为病，其身甲错，腹皮急，按之濡，如肿状，腹无积聚，身无热，脉数，此为肠内有痈脓，薏苡附子败酱散主之。……肠痈者，少腹肿痞，按之即痛如淋，小便自调，时时发热，自汗出，复恶寒。其脉迟紧者，脓未成，可下之，当有血。"从上述的条文中可以看出，肠痈包括了腹痛、腹部包块、发热、便血等临床症状。而更早的《素问》提出："少阳厥逆，机关不利者，腰不可以行，项不可以顾，发肠痈……"由此可见肠痈有可能合并出现关节的病变。《太平圣惠方·治肠痈诸方》提出："治肠内生痈肿，令人心膈间气滞，急痛，肚热，呕逆……肠中夜间如汤沸声，速须救疗。"这样的描述与克罗恩病合并肠梗阻的表现相似。《圣济总录·肠痈》载："其候少腹硬满，按之内痛，小便淋数，汗出恶寒，身皮甲错，腹满如肿，动摇转侧，声如裹水，或绕脐生疮，脓从疮出，或脓出脐中，或大便下脓血，宜急治之，不尔则邪毒内攻，腐烂肠胃，不可救矣。"其中"绕脐生疮，脓从疮出，或脓出脐中"这样的描述与现代所见克罗恩病合并肠瘘患者的临床表现非常相似。陈实功的《外科正宗·肠痈论》在继承前人的基础上，对肠痈症状的描述更为详细："初起小腹疼痛，小便不利，六脉微缓，不作寒热者轻。已成小腹肿而坚硬，小便数而不利，六脉洪数者险。已溃时时下脓，里急后重，日夜无度……溃后脓腥臭秽，或流败水浊瘀，虚热更增不食者死。"可见肠痈可出现腹痛、腹部包块、腹泻、脓血便、发热的症状。又如："脓从脐出，腹胀不除，饮食减少，面白神劳，此皆气血俱虚，……误作胀病治之，以致毒攻内脏，肠胃受伤；或致阴器攻烂，腐靥黑斑，色败无脓，每流污水，腹连阴痛。""脓从脐出"为瘘管表现；"饮食减少""面白神劳""气血俱虚"符合克罗恩病患者营养不良的情况。而"阴器攻烂，腐靥黑斑，色败无脓，每流污水，腹连阴痛"与克罗恩病患者并发肛周、阴道病变的临床表现类似。

　　虽然肠痈不能涵盖克罗恩病的所有临床表现，但基本可以涵盖克罗恩病的消化道症状、全身症状及并发症，而且陈实功所论的肠痈初起、已成、溃后的过程与克罗恩病发病的自然病程是非常相似的。但由于约定俗成的关系，很多医生会将肠痈与阑尾炎等同起来，其实这种认识是片面的，清代陈士铎在其著作《洞天奥旨·肠痈》中指出："肠痈者，痈生于大小肠也。""屈右足者，大肠痈也，屈左足者，小肠痈也。""世谓大肠之痈易治，小肠之痈难医。然而，大肠之痈，可泻其火从糟粕而出；小肠之痈，可泻其火从溲溺而泄也。虽然大小肠生痈，亦有不屈足者，盖生于肠内者，必屈其足，而生于肠外者，皆不屈足也。痛在左而左不移，小肠生痈也；痛在右而右不移，大肠生痈也。"从以上描述中可以看出，现代医学的阑尾炎、阑尾周围脓肿属于大肠痈范畴，而克罗恩病的小肠病变则与小肠痈极为相似。如果仅认为肠痈是阑尾炎的话，是无法解释"痛却在左腹"的，而且克罗恩病病情缠绵，易复发，终生难愈，与陈士铎所言"小肠之痈难医"的观点非常契合。

　　综上所述，用肠痈来定义克罗恩病是比较合适的，而且也能够形成一个独立的疾病认识观。

第二节　病因病机

　　现代医学认为，克罗恩病的确切病因目前尚不清楚，但与易感基因、环境因素、肠道微生态及肠道黏膜固有免疫系统和适应性免疫系统功能异常密切相关。中华中医药学会脾胃病分会 2006 年编写的《中医消化病诊疗指南》认为，本病的诱发因素与情绪波动、气候变化、饮食不节、劳累过度等有关。根据以上认识，结合文献资料，现将克罗恩病的病因病机总结如下。

一、感受外邪

感受寒湿、暑湿、湿热之邪，邪滞于中，阻滞气机，不通则痛，而致腹痛；升降失调，运化失职，清浊不分，而致泄泻；邪滞于肠，经络受阻，郁久化热，而成肠痈；湿热熏灼肠道，肠络受伤，气血瘀滞，化为脓血，则下利赤白；寒湿内侵，脾阳不振，湿痰内聚，阻滞气机，气血瘀滞，积块而成；肠道滞涩不通，而致肠结。

在感受外邪方面，虽然六淫之邪均可致本病发生，但湿邪为本病发作最主要的致病因素。"湿盛则濡泄"，湿邪易困脾土，使脾胃运化失常，水谷不分，秽浊下注，引起泄泻。若湿热相兼，下注膀胱，使经络阻隔，瘀血凝滞，热盛肉腐成脓，则发为肛痈，如《医宗金鉴·卷六十九·下部》云："臀痈属膀胱经湿热凝结而成，生于臀肉厚处，肿、溃、敛俱迟慢。" 肛周位于大肠尽处，属人体阴中之阴，气运难及，血亦罕到，若再加脾胃虚弱，往往致邪气久留，伤口难以愈合，继发为肛瘘。

现代研究认为，克罗恩病是具有某种因子（即对疾病易感性基因）的人在未知抗原的刺激下发生的病症。克罗恩病的相关抗原来源，可能与麻疹病毒、分枝杆菌、抗酿酒酵母菌等有关，当然，这样的认识并未得到共识，《2016 克罗恩病诊治欧洲循证共识意见》中指出，虽然数个临床研究数据显示甲硝唑、环丙沙星或两者联用对治疗克罗恩病显示出一定的有效性，但是目前并没有与安慰剂组对比的确切结论显示抗生素更有效（克罗恩病合并肛周病变及化脓性病变者除外）。基于现有的对照试验证据，抗分枝杆菌治疗不能作为推荐治疗。这些对感染因素的认识与中医对外邪的相关认识有相似性。

二、饮食不节

恣食肥甘厚腻辛辣之品，湿热积滞，蕴结肠胃，或过食生冷，遏阻脾阳，损伤脾胃，气机失调，腑气通降不利，则腹痛；湿热内阻，下注大肠，蕴阻肛门，或肛门破溃染毒，致经络阻塞，气血凝滞而致肛痈；肠道功能失调，糟粕积滞，湿热内生，积结肠道而成肠痈；湿积成痰，痰阻气机，血行不畅，脉络壅塞，痰浊与气血相搏，壅塞脉络，渐成积聚；食积壅滞致腑气不通，燥屎内结，则肠结；传导失职，水反为湿，谷反为滞，而成泄泻。若误食馊腐不洁之物，也会导致原有病情的反复或加重。诚如《外科正宗·脏毒论》所说："夫脏毒者，醇酒厚味，勤劳辛苦，蕴毒流注肛门，结成肿块。"

现代研究也发现，食物不耐受与克罗恩病病情活动、进展和肛周病变、瘘管有明显联系。与溃疡性结肠炎患者相比，克罗恩病患者更易发生食物不耐受的情况，而且敏感度更高；其中对于糖类和蛋白质类的食物耐受度更低，这种情况在末端回肠型的克罗恩病患者中表现的比较突出。

三、情志失调

情志抑郁，恼怒伤肝，木失条达，肝郁气滞，气机不畅，而致腹痛；横逆犯脾，运化失职，湿从中生，而致泄泻；气机不畅，肠内阻塞，食积、痰凝、瘀积化热而致肠痈；气机不畅，脉络受阻，血行不畅，气滞血瘀，渐成积聚；积而腑气不通，则成肠结。

情志失调主要通过两个方面对克罗恩病的发病产生影响，一方面，直接影响，肝气不舒，脉络受阻，血行不畅，气滞血瘀，日积月累，可形成腹内结块，《济生方·积聚论治》曰："忧、思、喜、怒之气，人之所不能无者，过则伤乎五脏……留结而为五积。"若积聚严重，腑气不通，则会进一步出现肠梗阻。另一方面，可以通过对脾的影响来间接诱发疾病，肝失疏泄，木旺乘土，或忧思伤脾，土虚木乘，均可使气机不畅，脾失健运，"诸湿肿满，皆属于脾"，脾虚则生湿，湿邪留注于肠或膀胱，则为肠痈，如《诸病源候论·肠痈候》云："肠痈者，由寒湿不适，喜怒无度，使邪气与荣卫相干，在于肠内，遇热加之，血气蕴积，结聚成痈。"

现代医学中的主流认识并未将情志问题纳入发病原因的体系中，但有研究发现，克罗恩病患者存在着合并焦虑、抑郁等不良心理状态的情况，而且这些不良的心理状态会影响克罗恩病患者的生存质量。中医对于疾病的思维与西医略有不同，在整体观方面显得更为突出一些，所以，情绪和心理状态对克罗恩病的发病及加重是否有临床意义仍须进一步加强研究。

四、脏腑亏虚

饮食劳倦久伤，脾胃虚弱，脾阳不振，寒凝气滞，则腹痛；肺、脾、肾亏损，湿热乘虚下注而成肛痈；肛痈溃后，余毒未尽，蕴结不散，血行不畅，疮口不合，日久成瘘；脾胃虚弱，不能运化水谷，水谷停滞，清浊不分，混杂而下，而致泄泻；泄泻日久，脾病及肾，脾肾同病，肾中阳气不足，命门火衰，既不能温养脾土，又不能固摄二便，则泄泻不止，夜尿增多，甚则水湿内停，泛于肌肤，日久正气难复，精气耗损，逐渐转成虚劳，病情危笃，预后欠佳，即"五脏之病，穷必归肾"也。

体虚对克罗恩病的发生、发展有一定作用。若先天禀赋不足，脾胃较常人虚弱，运化之力不足，常易造成水谷停滞，清浊不分，混杂而下，而致反复泄泻发作，缠绵难愈，日久则五脏俱损，邪气乘虚而入，变证丛生。至于体质差异，则决定了人体对致病因素的易感性，如为气虚或阳虚体质，则易感湿邪，且常难以祛邪外出，造成克罗恩病反复发作、难以治愈，正如《医理辑要·锦囊觉后》所说："易寒为病者，阳气素虚……易伤食者，脾胃必亏；易劳伤者，中气必损。"过度劳累，可以损伤人体正气。劳力太过或劳神过度则伤脾气；房劳过度则伤肾精、肾气。脾肾两虚，火不暖土，则饮食水谷不能腐熟，气血生化无源，临床上可见泄泻无度，面色无华，形体消瘦，如《症因脉治·内伤泄泻》云："脾虚泻之因，脾气素虚……劳伤脾胃，皆成脾虚泻之症。"

脏腑亏虚是一个中医学的概念，现代医学方面很难找到直接对应的选项与之呼应，但对于克罗恩病的现代研究也发现，本病的发生与易感基因之间有一定的相关性，这种情况与中医所讲的先天不足是否有关，还需要进一步的研究去证实。

以上的病因病机是比较公认和获得共识的，但随着研究的不断深入，有一些特殊的病因病机也受到关注。

五、烟毒蓄积

吸烟是克罗恩病发病因素中的独立危险因素，已经被现代医学所认同，相对于非吸烟患者来说，活动性吸烟的患者首诊年龄较低，激素应用比例较高。

关于烟草，早在清代就已经被中医所关注，《本草备要·烟草》中有明确记载："烟草，辛，温，有毒……其气入口，不循常度，顷刻而周一身，令人通体俱快，醒能使醉，醉能使醒，饥能使饱，饱能使饥。人以代酒代茗，终生不厌。然火气熏灼，耗血损年，人自不觉耳。"《本草从新》认为烟草最伤肺阴，子病犯母，则土亦被伤。另外，烟毒借助气机流转，可以遍布周身，关键在于影响脾胃升降功能，如《杜钟骏医书五种·抉瘾刍言》云："得烟数口，一吸而入肝肾，一呼而出于心肺，再呼再吸，气机流转，脾以升，胃以降，顷刻精神焕发，一片氤氲之气，彻表彻里……"因此，长期吸烟可致脾胃损伤，运化失健。

平时嗜烟成瘾，久则烟毒蓄于体内。一方面，灼伤肺阴，使肺中积热，热邪内陷于大肠，则致肠中热结，化为肠痈；另一方面，子病犯母，使脾阴不足，则气血生化乏源，导致腹泻、形瘦之症。

六、浊毒内生

浊与湿同源，湿乃浊之源，浊乃湿之甚，二者常兼夹为害且可相互转化。毒与热同源，热乃毒之渐，毒乃热之极，二者也常兼夹为害且相互转化。《素问·五常政大论》曰："夫毒者，皆五行标盛暴烈之气所为也。"《金匮要略心典·百合狐惑阴阳毒病脉证治》曰："毒，邪气蕴结不解之谓。"由此可知，邪盛或蕴结日久皆可化为毒。浊毒当为浊邪蕴结不解而化热，日久成毒。既有浊质又有毒性，二者相合而毒借浊质，浊夹毒性，胶着壅滞而直伤脏腑、经络。与单纯浊邪、湿热邪毒相比更为胶塞黏滞，易阻滞气机及败坏脏腑。在克罗恩病的发病中，脾胃本虚、浊毒内蕴肠腑是其病机的关键。《黄帝内经》（简称《内经》）中所谓"五气之溢"、"津液在脾"，系指多种原因导致脾弱，脾虚则脾胃运化失健，小肠分清别浊功能失司，大肠传导失常，水谷精微壅滞，日久化生浊毒。浊毒滞于脾胃，积于肠腑，与气血胶结为患，脂膜血络受损致肿胀、溃烂而成本病。阻滞肠道气机而致腹痛；湿热下注而致泄泻；浊毒内蕴而致肛痈、肠瘘等；病久渐成"积聚"；预后欠佳，即"五脏之病，穷必归肾"也。由此可见，浊毒在克罗恩病的发病过程中是一种病理产物。更重要的是，它作为一种致病因素在克罗恩病的发生、发展中起着关键作用。

七、病久入络

络病理论是由清代名医叶桂所创，叶桂认为"久病入络"、"初为气结在经，久则血伤入络"。克罗恩病肛瘘患者病情顽固，病期冗长，易于反复，迁延难愈，与"久则血伤入络"的特点比较相近。络脉是气血津液输布、环流的枢纽和通路，具有参与营血的生成与输布、渗灌气血、贯通营卫、沟通表里经脉的生理功能。湿热瘀毒蕴结肠腑，损伤肠络，血败肉腐，形成内痈，营卫交换失常，郁久化热，迁延反复，腐败肌肤腠理，形成外痈。正如《灵枢·痈疽》所言："荣卫稽留于经脉之中，则血泣而不行，不行则卫气从之而不通，壅遏而不得行，故热，大热不止，热胜则肉腐，肉腐则为脓。"可见营卫不通、络脉瘀阻是克罗恩病肛瘘病变的病理实质和关键。

第三节 治 疗 方 案

一、治疗原则

本病以运脾化湿为治疗大法。一般病程早期或急性发作期以标实为主，多为湿热或寒湿蕴结，气机阻滞，损伤肠络，病情重者，则肠腑闭结，气滞血瘀，治疗重在祛邪，以化湿分利，调气活血为主；病情迁延或缓解期，多为脾肾亏虚或肝脾不调，湿邪留恋，治疗重在扶正祛邪，以补脾化湿，或抑肝扶脾为主。

对于合并肛周病变或肠外病变者，口服药物疗效常不理想，应当内外结合。内治重在健脾化湿，绝湿邪之源，复生肌之本；外治重在清热化湿，去腐生肌，行中药灌肠、塞肛或挂线治疗，祛邪务净，使药物直达病所。

二、分型治疗

中华中医药学会脾胃病分会制定的《中医消化病诊疗指南》将克罗恩病分为以下7个证型。

（一）湿热蕴结证

主症：①大便泻下臭秽或夹鲜血；②腹痛；③肛门灼热疼痛；④舌红苔黄厚腻。

次症：①口苦口黏；②小便短赤；③肠鸣；④胃脘痞满；⑤恶心纳呆；⑥脉

濡数。

上述证候确定：主症 2 项，加次症 2 项。

治法：清化湿热，调气行血。

主方：白头翁汤（《伤寒论》）加味。

药物：白头翁 10g，黄连 5g，秦皮 10g，黄柏 10g，马齿苋 20g，赤芍 10g，白芍 10g，当归 10g，槟榔 9g，煨木香 6g，陈皮 9g，焦山楂 10g，甘草 6g。

中成药：加味香连丸，口服，每次 6g，每日 3 次。

（二）寒湿困脾证

主症：①腹泻，大便清稀如水样；②腹痛，喜温喜按；③舌苔白腻。

次症：①不思饮食；②口淡无味；③面色黄晦；④胃脘痞满；⑤头身困重；⑥呕吐痰涎；⑦脉濡或缓。

上述证候确定：主症 2 项，加次症 2 项。

治法：除湿散寒，理气温中。

主方：胃苓汤（《丹溪心法》）加减。

药物：苍术 9g，厚朴 9g，陈皮 9g，炙甘草 6g，泽泻 9g，茯苓 15g，猪苓 10g，炒白术 12g，桂枝 6g，白豆蔻 5g，生姜 6g，大枣 6g。

中成药：藿香正气丸，口服，每次 6g（水丸），每日 2 次。

（三）气滞血瘀证

主症：①腹部积块，固定不移；②腹部胀痛或刺痛；③大便溏泻或为黑便；④舌紫暗或有瘀斑。

次症：①面色晦暗；②形体消瘦；③嗳气纳呆；④脉细涩。

上述证候确定：主症 2 项，加次症 2 项。

治法：理气活血，通络消积。

主方：膈下逐瘀汤（《医林改错》）加减。

药物：五灵脂 10g，当归 12g，川芎 9g，桃仁 9g，赤芍 10g，乌药 9g，延胡索 9g，甘草 6g，制香附 9g，红花 9g，枳壳 9g。

中成药：大黄䗪虫丸，口服，每次 2 丸，每日 2 次。

（四）肝郁脾虚证

主症：①右少腹或脐周胀痛，腹痛即泻，泻后痛减（常因恼怒或精神紧张而发作或加重）；②少腹拘急疼痛；③大便溏薄。

次症：①肠鸣矢气；②胸胁胀满窜痛；③情志抑郁、善太息；④肛门急迫感或收缩感；⑤纳呆乏力；⑥舌苔薄白；⑦脉弦。

上述证候确定：主症 2 项，加次症 2 项。

治法：抑肝扶脾。

主方：痛泻要方（《景岳全书》）加味。

药物：白术 12g，白芍 12g，陈皮 9g，防风 9g，茯苓 15g，枳壳 9g，乌药 9g，白扁豆 15g，木瓜 10g，薏苡仁 30g，炙甘草 6g。

中成药：固肠止泻丸，口服，每次 4g（浓缩丸），或每次 5g（水丸），每日 3 次。

（五）脾胃虚寒证

主症：①腹痛隐隐，喜温喜按；②久泻不愈；③肠鸣腹胀。

次症：①呕吐清水；②食欲不振；③面色萎黄；④头晕目眩；⑤四肢畏寒；⑥神疲乏力；⑦舌淡苔薄白；⑧脉沉迟。

上述证候确定：主症 2 项，加次症 2 项。

治法：温中散寒，健脾化湿。

主方：参苓白术散（《太平惠民和剂局方》）合附子理中丸（《阎氏小儿方论》）加减。

药物：党参 15g，茯苓 15g，白术 10g，山药 30g，莲子肉 15g，白扁豆 15g，薏苡仁 30g，砂仁（后下）3g，炙甘草 6g，陈皮 9g，附子（先煎）6g，炮姜 10g。

中成药：参苓白术丸，口服，每次 6g，每日 3 次。

对于其中的血瘀证，除了指南中提到的膈下逐瘀汤外，还可以使用少腹逐瘀汤。

除了以上的常见证型外，还有一些证型，虽然不常见，但也与本病有一定的相关性。

（六）肝脾阴虚证

症见：食少烦热，口干；便软初成形，后略溏，日行数次；头昏、耳时鸣；烦躁易怒，胁痛常作；舌质淡红少津，脉细弦、略数。

治法：养阴益脾柔肝。

主方：麦门冬汤合一贯煎化裁。

药物：麦冬 7～15g，养阴生津；人参改太子参 10～18g，益气健脾生津；法半夏 5～7g，和胃，配麦冬将其燥性大减，亦可防麦冬滋腻碍脾；大枣 3～5 枚，益脾生津；甘草 2～4g，调和诸药，助太子参补气；生地黄 8～12g、枸杞子 8g，补肝肾阴血；当归 8～12g，补血养肝；沙参 8～12g，养阴生津；川楝子 6～9g，疏肝泻热，其性苦寒，但入诸多甘寒养阴生津药中，可大减其伤阴之弊。若伴虚热内扰、心烦失眠者，加酸枣仁 8g、知母 8g、茯神（苓）12g 以清心安神；若伴肝郁化火，热毒上壅见流热泪、目赤眦多、视物模糊，舌苔黄腻者，加黄芩 6～8g、炒山栀 5～8g、龙胆草 4～6g，以清泻肝火、燥湿清热；桑叶、菊花各 5～10g，清肝明目；女贞子、旱莲草各 7～10g，既补阴液亦防苦寒太过伤脾。

（七）肝肾阴虚证

症见：关节疼痛或游走不定，屈伸不能，腰脊酸疼，甚则转侧仰俯不能；舌苔少，舌微红，脉细数。

主方：养阴通痹汤。

药物：全当归、生地黄各 10～15g，川芎 7～10g，芍药 10g，养肝血；山茱萸 10～15g，女贞子 15～20g，补肝肾之阴；杜仲 30g，桑寄生 20～30g，补肝肾、强筋骨、祛风湿；防风、羌活各 10g，祛风止痛；桂枝 10～15g，温经通络，配芍药止痛；地鳖虫 10g，破血逐瘀、续筋接骨；太子参 10g，炒薏仁 20～30g，枳壳 10g，谷麦芽、炙鸡金各 20g，防滋腻碍胃伤脾。诸药共奏补肝肾之阴、强壮筋骨、祛除风湿、逐寒通痹之功。若湿热入络见关节灼痛者，加忍冬藤 20～30g，以清络脉湿热；若风湿甚，见关节肿较剧者，加海桐皮 10～15g、炒苍术 10～15g，以祛风除湿、通络止痛；若寒盛见关节、腰冷剧者，加细辛 4～10g，以散寒温经、通络止痛。

分型论治是辨证施治的基础，但对于克罗恩病这种反复发作的疾病，有时会出现多种证型并见或者不断转化的情况，缓解期以脾虚肝郁证或寒湿内蕴证为主，日久者则以脾肾阳虚证为多见。腹泻、便血明显者，还可以耗阴伤血，亦可见到阴血亏虚证。临床上不能局限于单一证型或方药，应四诊合参，全面把握病情。

三、个性化论治

与常规思路不同，个性化思路是从不同的侧面来认识克罗恩病的诊治，虽然从理论体系的层面没有常规思路规范系统，但个性化思路有些时候更能贴近本病的核心病机，从而临床疗效更为突出。

（一）分期论治

克罗恩病是一种需要长期治疗的疾病，西医学方面也有发作期和缓解期的区分，而且不同时期使用的方案也有所不同，中医学方面也有类似的认识。

对于克罗恩病来说，不仅需要辨证论治，还需要与疾病的分期、分段相结合。活动期以祛邪为主，缓解期则以补虚为要。

在治疗方面，发作期以祛邪为主，治宜清热解毒利湿、祛腐化浊、护膜生肌；缓解期以扶正为主，治宜补虚益气健脾、和血宁血、养血止血。

湿热为克罗恩病最重要的病理因素。清利湿热是治疗本病的主要治则，贯穿于本病治疗的始终。发作期用苦参、蒲公英、连翘以清热解毒、消肿散结兼利湿；用白头翁、马齿苋以清热解毒、凉血消肿祛瘀；白及、白蔹等药止血祛腐、护膜生肌；槟榔、厚朴行气破滞、通腑降浊止痛。缓解期治疗应以补虚为主，重在调补脏腑阴阳气血。本病发病多责之于脾，病久及肾，故可用黄精、芡实健脾益肾；对于缓解期出现的气血亏虚之证，可选用人参、党参以补气健脾；当归、三七和血宁血止血、化瘀止痛；病程日久伤阴者，选用玄参、太子参以清热滋阴生津，或以龟甲、鳖甲滋阴潜阳。若患者出现寒热错杂、虚实夹杂的证候时，治宜辛开苦降、寒热并用之法，以黄芩、胡黄连、茵陈等清热燥湿；吴茱萸、高良姜等温中止痛。

（二）分脏腑论治

克罗恩病的主要症状以消化系统为主，其病位在肠，关键的脏腑以脾、肾为主，所以一般认识都是从脾肾角度入手进行治疗，但人体是一个有机的整体，脾能够维持正常的生理功能，需要各脏腑之间的相互配合与制约；同时，脾病之发病也与其余四脏密切相关，各脏腑之间在病理上存在着相互影响与因果关系，正如《素问·玉机真脏论》指出的："五脏相通，移皆有次。"因此，脾虽属主病之脏，但其他脏腑的疾患也会成为病因或病理产物而戕伐及脾。所以，也可以从五脏相关的角度来治疗克罗恩病。

1. 从脾论治

脾主运化、主升清，能维持机体正常的消化吸收功能；反之，脾失健运、脾不升清则可导致溏泻。《景岳全书·泄泻》指出："若饮食失节，起居不时，以致脾胃受伤，则水反为湿，谷反为滞，精华之气不能输化，乃致合污下降而泻痢作矣。"根据本病病理性质，可有寒热虚实之分。湿热、寒湿内蕴肠腑多属实证。湿热选用芍药汤或白头翁汤加减；寒湿用藿香正气散加减。泻下日久，反复发作，可见寒热错杂证，症见：四肢不温，腹部有灼热感，烦渴，方选乌梅丸加减；亦可由实转虚，常见脾虚证候，有脾气虚、脾阳虚和脾阴虚之不同，分别选用补中益气汤、理中汤、驻车丸加减。

2. 从肾论治

脾之健运，化生精微，须借助于肾阳之温煦；肾中精气有赖于水谷精微之充养。因此，脾与肾在生理上相互资助与促进，病理上相互影响与因果。若泻痢日久，脾胃虚寒，化源不足，进而可损及肾阳。而成脾肾阳虚证，出现关门不固，滑脱不禁；肾阳不足，不能温煦脾阳，又可出现腰酸腹冷、水谷不化或五更泄泻。《医宗必读·痢疾》指出："是知在脾者病浅，在肾者病深，肾为胃关，开窍于二阴，未有久痢而肾不损者。故治痢不知补肾，非其治也。"治疗当以健脾补肾、温阳化湿为主，方选理中汤合四神丸加减。

3. 从肝论治

脾之运化，有赖于肝之疏泄；肝之疏泄功能正常，则脾之运化功能健旺。反之，忧郁恼怒、精神紧张，易致肝气郁结，木郁不达，横逆犯脾；或忧思伤脾，土虚木乘，均可使脾失健运，气机升降失常，出现情绪抑郁，嗳气腹胀，泄泻便溏。《景岳全书·泄泻》指出："凡遇怒气便作泄泻者，必先怒时挟食，致伤脾胃，故但有所犯，即随触而发。从肝脾二脏之病也。"临床上常可见本病因忧郁恼怒、精神紧张而诱发或加重者，治当疏肝理气、健脾和中，方选痛泻要方合四逆散加减。

4. 从肺论治

肺与大肠相表里，肺气之肃降，有助于大肠传导功能的发挥，若气虚不能固摄，清浊混杂而下，可见大便溏泄。唐宗海在《医经精义·脏腑之官》中指出："大肠之所以能传导者，以其为肺之腑。肺气下达，故能传导。"若传导太过则泻痢，传导不及则涩滞。临床常表现为少气懒言、汗出气短、神疲脱肛、腹胀腹痛、便意不甚、艰涩难排等。治当补肺调脾、益气升阳，方用补中益气汤加减。临床实践中，对下利赤白黏冻，白多赤少，或纯为白冻的治疗，加用利肺化痰药（如桔梗、蛤壳），常可获得良效。

5. 从心论治

心属火，脾属土，心与脾为母子关系，二者在生理上相辅相成，在病理上相互影响。

《素问·阴阳别论》指出："二阳之病发心脾。"盖因思为脾志，而实本于心，思则气结，暗耗心营，可致脾土虚弱、运化无力，出现心悸失眠、面色无华、食少便溏，治当养心健脾、益气补血，方选归脾汤加减。若出现口舌生疮、烦热口渴，则属心脾蕴热，治当清心泻热，方选泻心导赤汤。又《素问·举痛论》指出："思则心有所存，神有所归，正气留而不行，故气结矣。"故心气不足、血脉受阻，则气滞血瘀，出现腹痛如刺、拒按，痛有定处，腹块坚硬不移，治当行气活血、化瘀消积，方选膈下逐瘀汤加减。

（三）从浊毒论治

浊毒是克罗恩病发病过程中的一种病理产物，而且在克罗恩病的发生、发展中起着关键的作用。化浊毒是中医经过辨证论治，促使病理产物在人体内部重新被利用的过程，化浊毒法可以贯穿克罗恩病治疗的始终。化浊毒治疗的基本方药有：藿香、佩兰、白头翁、秦皮、黄连、黄芩、木香、当归、白芍、蒲公英、薏苡仁等。方中藿香、佩兰芳香化浊、升清降浊；白头翁、秦皮、蒲公英味苦性寒，入血分，以达清热解毒、凉血止痢之功；黄连、黄芩味苦性寒，燥湿清热，厚肠胃而止泄泻；当归、白芍、木香调气和血养血，以致"行血则便脓自愈，调气则后重自除"；薏苡仁健脾化湿燥湿；可酌配甘草调和诸药，加强解毒化浊、调气和血消痈之功。克罗恩病大多起病隐匿、缓慢，从发病至确诊往往需数月至数年，病程常呈慢性，活动期与缓解期交替进行且长短不等，有终身复发倾向。少数起病急，可表现为急腹症。克罗恩病临床表现个体差异较大，与病变部位、病期及并发症有关。始发者正气仍盛，正盛邪轻。治疗应采取以化浊解毒为主或大攻兼小补，或先攻而后补的原则。此时祛邪即扶正，误用补益反而会出现姑息养奸之弊；久病邪盛正伤，正邪相争，证见虚实夹杂，将解毒化浊与扶正兼施，以增强脏腑机能，而提高化浊解毒能力；反复发作者，机体气血、阴液耗伤严重，正虚已成为本病的主要矛盾，不扶正则无以祛邪，故治疗应以补益为主，大补兼小攻，或先补而后攻，以益气、养阴为主，不忘浊毒存在，在患者正气有所恢复后，应辅以攻邪解毒抗炎药物。

（四）专方治疗

虽然辨证论治的方法是目前治疗克罗恩病的主流方法，但克罗恩病病程长，病机复杂，多呈现出多个证型并存或者先后出现的情况。因此，也可以考虑从病论治的思路，从核心病机入手，寻找一些专病专方。从目前的研究来看，有一些方剂可能对克罗恩病的治疗是有益的，这些方剂主要以经方为主，特整理如下。

1. 乌梅丸

乌梅丸是文献报道中治疗克罗恩病使用较多的一条经方。之所以受到关注，可能是本病的临床特点与乌梅丸的组成特点有关。

从中医学角度分析，慢性难治性肠道病变（炎症性肠病）与克罗恩病虽然病名不同，但在症状表现上确有很多相似之处，在病机形成上有本虚标实、虚实并见的共同特点，即发作时以标实为主，病机为湿热瘀结、肠腑血腐肉败，症见便下脓血。不发作时以脾虚为主，脾胃运化功能薄弱，症见便溏多泻；或表现为虚中夹实，肠腑积滞未净，症见大便夹有黏液，腹部隐痛。另一个共同特点是寒热错杂，尤其在发作与未发作之间。有相当一部分患者在证候上既有脾阳不振、中焦虚寒、久泻脾虚的一面，症见腹部怯寒怕冷，大便溏而不实；同时又见有舌红苔黄、肛门坠胀、大便黏液、滞而不爽等湿热蕴结的一面，表现为"胃热肠寒"或"上热下寒"之证。面对纷纭的症状、寒热错杂的表现。常常使辨证论治难以入手。根据"异病同治"的经旨，取效关键在于从本病的基本病机特点出发，抓住主症，在疾病发作时重点要分清湿与热的偏胜，在不发作时要明确虚和实孰多孰少及寒和热孰轻孰重，详析病机，精细辨证，斟酌配伍，方能对这类复杂肠病的治疗获得意想不到的效果。分析乌梅丸药物配伍，具有以下三个特点。一是酸苦合法：取乌梅之酸和黄连之苦寒，既能酸敛柔肝，又能清热燥湿；二是寒温并用：既取干姜、附子辛温助阳，又伍以黄连、黄柏苦寒清泻；三是寓泻于补：在祛邪消导的方药中，加上人参、当归以补气调血。看似"寒热杂合"，实则配合巧妙，颇有章法，紧扣病证特点，正合慢性难治性肠病寒热错杂、虚实并见的病机规律。

在临床使用本方时，还应该根据具体的情况进行加减：湿热重者加制大黄、茜草、紫草清热泻火；寒湿重者去黄柏，制附子增量，增强温阳化湿之功；腹痛肠鸣者加白术、白芍、防风、陈皮、木香以补气健脾；里急后重、便脓血者加白头翁、地榆炭、秦皮以奏凉血止痢之功；腹中肿块者加三棱、莪术以加强其破血行气、消积止痛之功。另外，本病主要表现在肠的病变，更易于热化，甚至燥化入血。故在临证时，可考虑去附子、桂枝、细辛、干姜等大热之品，根据湿热比例，而变化温阳的药物和用量；此外，在养血活血方面，由于当归性甘温，故易当归为生地黄、阿胶、赤芍、白芍，甚热偏重时，用茜草、槐花、紫草等以凉血止血。至于苦味药的变化，首选黄连、黄芩，这是由于湿热证与中焦脾胃关系密切，同时可酌情加入黄柏。若热象已显，则佐用生甘草以助清热，反之则用炙甘草固护中气。

除了专家的论述外，也有一些临床研究证实乌梅丸煎剂在治疗克罗恩病方面与口服柳氮磺胺吡啶片相比无显著性差异，而且复发率更低。

2. 柴胡桂枝汤

柴胡桂枝汤是《伤寒论》中治疗太阳和少阳并病的方剂，是由小柴胡汤合桂枝汤各半量而组成，主要用于太阳、少阳合病引起的发热恶寒、肢体疼痛等症。有些克罗恩病患者会出现精神疲倦、腹胀、腹痛等临床表现，严重者会出现间歇高热、舌色较暗、苔黄厚、脉细滑等表现，这些表现与《伤寒论》中柴胡证的表现有相似之处，故可选择柴胡桂枝汤治疗本病。《神农本草经·上品》记载："柴胡主心腹肠胃中结气者，心腹肠胃，五脏六腑也。"说明柴胡具有主心腹肠胃中结气及寒热邪气并推陈致新的作用，克罗恩病的胃肠道慢性肉芽肿性炎症，中医学认为属肠胃中结气，应当使用柴胡以"推陈致新"，因此柴胡为主药。桂枝汤是《伤寒论》中的经典名方，应用广泛。其主要的功效是外能调和营卫，内能调和气血、脾胃，如果患者出现脾胃不和，应当用桂枝汤以调和之。由于桂枝汤用芍药，而小柴胡汤治疗腹痛也加芍药，因此芍药用量应为桂枝的两倍，将柴胡、桂枝两汤相合即为柴胡桂枝汤。

与单纯使用柳氮磺胺吡啶片相比，加用柴胡桂枝汤汤剂治疗可以显著提高临床疗效，缩短疗程，增强患者免疫力，减少不良反应及并发症，降低复发率。也有报道单纯使用柴胡桂枝汤汤剂加减治疗，临床疗效优于使用激素（泼尼松）的诱导缓解作用，不过病例数不多，有待进一步研究。

3. 黄芩汤

黄芩汤由黄芩、芍药、甘草和大枣 4 味药组成，具有清脏腑热、清热燥湿、调气和血之功效，主治湿热痢疾，符合克罗恩病湿热塞滞肠中、气血失调的中医病症特点。

克罗恩病是一种非特异性炎症性疾病，体内的高炎症状态是肠腔黏膜损伤的病理生理基础。与单纯使用柳氮磺胺嘧啶片相比，加用黄芩汤颗粒口服可以改善克罗恩病患者 Th17/Treg 细胞及 IL-17/IL-10 细胞因子失衡，显著抑制克罗恩病患者的这种高炎症反应免疫失衡状态，从而抑制炎症反应，降低复发率。

4. 四神丸

湿浊内蕴、气血瘀滞、肝肾亏虚为克罗恩病的关键病机，本虚标实、虚实夹杂为克罗恩病共同特点，本虚则脾肾气虚、阳虚，标实则湿阻、气滞、血瘀。四神丸组成为补骨脂、吴茱萸、肉豆蔻、五味子，能温补脾肾、涩肠止泻。补骨脂温补命门，为壮火益土之要药；肉豆蔻温脾肾而涩肠止泻；吴茱萸暖脾胃而散寒除湿；五味子为温涩之品。加用西洋参益气养阴，雷公藤消肿通络，甘草既清热解毒、缓急止痛，又能补脾益气、调和诸药。

与单纯服用美沙拉嗪片相比，加用四神丸加味汤剂能够调节 Th17 细胞、IL-10 细胞因子，以减轻克罗恩病的免疫损伤，改善临床症状。

5. 薏苡附子败酱散

魏荔彤《金匮要略方论本义·疮痈肠痈浸淫病脉证并治》云："薏苡下气则能排脓，附子微用，意在走肠中，曲屈之处可达，加以败酱草之咸寒以清积热……气通则痛结者可开，滞者可行……"方中重用薏苡仁以利湿消肿，与败酱草相配以清热解毒，重在祛邪，少佐辛热之附子，以顾护阳气，而助薏苡仁散邪湿并行郁滞之气，起扶正作用。合而为用，则湿化瘀消，邪去正安。薏苡附子败酱散是为慢性肠痈化脓偏于阳虚者而设，若遇病已成痈化脓，而阳气未虚，见高热、脉紧、痛甚、便秘之实热证者当忌用；治疗宜清淡饮食，忌食油腻、生冷、辛辣刺激之品，以提高疗效、防止复发。

6. 阳和汤

阳和汤乃治疗一切阴寒外疡之方，王旭高在其所著《外科证治秘要·论阳和汤》中提到："凡阴寒凝结，自经入骨，而发外疡，皮色不变，漫肿酸痛，身无寒热，或微有热，但口中不渴，疡处喜暖恶冷者，服之必效。"

克罗恩病的患者虽然表现为"外疡"的不多，但其内镜下表现为肠内溃疡。张锡纯也认为，这属于内疡的范畴，他在《医学衷中参西录·痢疾门》中提到"肠中脂膜腐败，由腐败而至于溃烂，是以纯下血水杂以脂膜，即所谓肠溃疡也"。可见从中医学取象比类来看，肠内之疮疡与外在皮肤骨骼肌肉之疮疡有其相通之处。

在克罗恩病患者中，虽然以湿热为主要证型，但也不乏阳虚证的患者。这些患者一般体质较弱、气血亏虚、阳气不足，病来邪从寒化，寒主收引，气滞血寒，肠间脉络凝涩不通，气血无以荣养肠壁，故肌肉脂膜腐败溃烂。病损及脉络而见血水纯下，血色淡暗，中焦虚寒，不通则痛而见腹痛隐隐。另外，本病病程漫长，即使初发以湿热等阳实证为主要表现，但疾病反复发作，精血反复丢失，加上胃纳减弱，肠之升清泌浊功能失衡，水谷精微失于正常的吸收和运化输布，气血亏虚，邪毒稽留不去，日久气损及阳，临床表现为乏力怕冷，大便稀溏、赤白黏冻，口唇泛紫，面色无华，舌淡紫苔薄腻，脉沉迟之阳虚寒凝、气血不足之象。对于此类型患者，可以考虑使用阳和汤进行治疗。方中鹿角霜为君，温养精髓；熟地黄补益精血；肉桂暖下焦，去肠腑之沉寒；炮姜暖中焦，去脾胃之寒湿；白芥子通经络，消皮里膜外之寒痰；麻黄中空外直，气味辛温散寒，既能透出肌肤毛窍之外，又能深入积痰凝血之中，凡药力所不到，唯此能达之，领肉桂、炮姜、白芥子、熟地黄、鹿角，温之、化之、通之，此如阳春一至，寒咸转为温和，此和之意也。或云，麻黄得熟地黄不发表，熟地黄得麻黄不凝滞，互相之间起到了扬长避短的协同作用。

临床研究也发现，与单用美沙拉嗪片相比，与阳和汤煎剂联合使用可以提高临床疗效。

7. 三棱丸

三棱丸方（三棱、莪术）出自清代姚俊所著的《经验良方》，常用于治疗由于气滞血瘀所致的瘀血经闭、停经腹痛、癥瘕积聚等症。

临床研究发现，与单纯使用硫唑嘌呤相比，与三棱丸联合使用，对肠道狭窄的改善更为有效。其疗效与治疗血小板活化相关。

（五）药物研究

除了固定的成方外，一些针对性的药物，也可能对于本病的治疗有效，这些药物可以在固定方剂的基础上作为辨证的加减补充。

1. 清热燥（化）湿类

本病湿热之象明显者，可用黄连、黄芩、苍术、半夏、茯苓、佩兰、苍耳草、生薏苡仁等。

2. 化痰散结类

本病日久痰瘀内结，腹部肿块明显者，可用川芎、延胡索、丹参、炙水蛭、白芥子、制南星、天花粉、山慈菇、漏芦等。

3. 清热解毒类

由于本病致病怪异，症状繁杂，病情顽固，故每多兼夹毒邪为患，治疗可用白花蛇舌草、紫花地丁、蒲公英、地锦草、露蜂房、紫草、白头翁、煅人中白等；或伍用通腑泻毒、渗利排毒之品，使毒邪能从二便而解，药如制大黄、土茯苓、萆薢、生薏苡仁等。

4. 运脾扶正类

本病迁延日久伤及正气者，应注意运脾扶正，运脾可用炒白术、茯苓、陈皮、炒薏苡仁等，补气健脾可用人参、黄芪、白术、甘草等，养血宁心可选当归、酸枣仁、远志，滋阴养液用沙参、生地黄、玉竹，滋补肾阴用熟地黄、制黄精、山药，温补肾阳用附子、肉桂等。

5. 凉血化瘀类

本病的病机过程存在瘀热，如发热、腹部包块、舌暗等，故可用凉血化瘀为法，药如水牛角、生地黄、赤芍、牡丹皮、紫草、生槐花等。

四、外治法

（一）隔药灸疗法

1. 采用隔药饼灸结合针刺治疗法

隔药饼灸取穴：天枢、气海、中脘。药饼配方：以黄连、炮附子、肉桂、当归、丹参、红花、木香等药为主要成分，将上述药物研磨成细粉，过 100 目筛，保存备用。治疗时将适量的药粉加饴糖用温水调成糊状，用模具按压成直径 28mm、厚 5mm 的药饼（每个药饼含生药粉 2.8g）。艾条选用精制纯艾条，并截成长 16mm、重约 1.8g 进行隔药饼灸。每次每穴灸 2 壮。

针刺取穴：足三里、上巨虚、三阴交、太溪、公孙、太冲。操作：患者取仰卧位，采用直径 0.30mm、长 40mm 或 25mm 的一次性无菌不锈钢针，局部常规消毒后，直刺 20～30mm，然后进行捻转、提插，行平补平泻手法，得气后留针 30 分钟，在治疗第 15 分钟时再行针 1 次，行平补平泻法，以加强得气。

用此方法治疗克罗恩病患者，可有效改善患者腹痛的程度、频度和时间，改善腹泻性状和频度，改善神疲乏力、食少纳差等临床症状。

克罗恩病在治疗上应标本兼顾。一方面以疏调肠腑气血治其标，另一方面以温养脾胃、补肾益气固其本。上述穴位以足阳明胃经、足太阴脾经、任脉经穴为主，兼顾足少阴肾经和足厥阴肝经经穴。天枢属足阳明胃经经穴，大肠之募穴，为治疗肠腑病症的要穴。《胜玉歌》云："肠鸣大便时泄泻，脐旁两寸灸天枢。"艾灸天枢能通调肠腑、理气通滞。气海为任脉要穴，可益气补中、理气调肠，主治脘腹胀满、水谷不化、大便不通、泻痢不尽等症，《普济方·针灸·妇人诸疾》云："妇人水泻痢，灸气海百壮。"中脘为胃之募穴，可调和胃气、祛湿化浊、利气止痛，《铜人腧穴针灸图经》载："中脘，治心下胀满饱食不化。"以上穴位配伍，施以药灸，共奏温养脾胃、益气止泻、调和阴阳之功。足三里为胃腑之下合穴，《四总穴歌》云："肚腹三里留。"足三里可理脾胃、化湿浊、调气血、清湿热。上巨虚为大肠腑之下合穴，"合治内腑"，主调肠胃、利气、通滞、清热。《针灸甲乙经·脾受病发四肢不用》认为上巨虚主治"大肠有热，肠鸣胀满，夹脐痛，食不化"。三阴交为足太阴、足厥阴、足少阴三阴经交会穴，不仅具有通调脾经、肝经、肾经三经的功效，而且又因其为脾经的要穴，具有健脾、和胃、化湿的作用。《针灸大成·足太阴脾经穴歌》认为三阴交穴"主治脾胃虚弱，心腹胀满，不思饮食，四肢不举"。公孙为足太阴脾经的络穴，属脾络胃，具有调理表里两经的作用，具健脾化湿、和胃行气之功。太溪和太冲分别为足少阴肾经和足厥阴肝经的原穴，亦是两经的代表穴，具有补肾益气、疏肝理气的作用。选用此二穴主要取其补火生土和抑木扶土之效。诸穴合用，施以针刺，共奏疏调肠腑气血、温养脾胃、补肾通络、疏肝理气之功。

2. 隔药饼灸结合姜黄素治疗法

隔药饼灸取穴：中脘、气海、足三里、天枢、大肠俞、上巨虚等穴位。药饼配方：当归、木香、丹参、红花、黄连等中药研末，再加黄酒制成。

姜黄素：每次360mg，每日3次，连续服用1个月；随后，每次360mg，每日4次，4周为1个疗程。

与单纯使用柳氮磺胺嘧啶片相比，加用隔药饼灸联合姜黄素可以降低不良反应与并发症的发生率。

（二）火针

1. 火针点刺神阙穴法

操作方法：严格消毒火针部位神阙穴，用碘附擦净脐中的污垢，反复擦拭3遍，确保脐中洁净，选用0.4mm×40.0mm规格的细火针，酒精灯将针尖烧红后快速点刺神阙穴，浅刺1～2分，碘附消毒。隔日1次，连续治疗30日。

火针点刺治疗比单纯使用美沙拉嗪片治疗有一定的优势，但由于没有使用盲法，存在着研究偏倚的可能。

2. 毫针火针法

取穴：太溪、天枢、中脘、关元、太冲、三阴交和足三里。操作方法：采用毫针火针治疗。针具选用一次性 0.35mm×25mm 的不锈钢毫针，将毫针的针体前端 1/3 部分置于酒精灯外焰烧至灼白后迅速刺入穴位 20～25mm，不行针，留针 30 分钟。每日 1 次，10 次为 1 个疗程。共治疗 2 个疗程。

本疗法能够有效改善克罗恩病患者的临床症状。

本病治疗原则为温阳固元、解郁化湿。火针太溪穴，可温补肾元，促进肾的蒸腾气化功能，以调节水液的代谢与分布，使二便调畅。天枢穴为大肠之"募"，中脘穴为胃之"募"，关元穴为小肠之"募"，火针三募，调理肠胃而止泻；足三里穴为胃之下合穴，三阴交穴为足三阴经之交会穴，有健脾利湿、调理肝肾之功；太冲穴为肝经原穴，具疏肝解郁、理气止泻之效。毫针火针法在普通针刺上加以火热，具有温阳通经、祛湿散邪、调理气血和利脏腑的作用，治疗时热力直达腧穴，温通腹部经气，化湿止泻，故获得较好的止泻作用。

毫针火针法作为一种改进的传统中医治疗方法，操作简单，较之传统火针疗法痛苦小，患者依从性好，故可作为中医学有效外治法之一，治疗各类轻中度阳虚慢性泄泻的疾病，这种方法值得临床推广应用。

（三）盘龙针灸法

主穴：夹脊穴（第 1 胸椎至第 5 腰椎）；配穴：百会、风池、肾俞、八髎、委中、三阴交、太溪、膻中。操作方法：患者俯卧，于夹脊穴左右交替取穴，针与体表成 75° 内斜夹角刺入，得气为度，夹脊及肾俞穴针柄上加艾炷 2 壮，同时给予中医光疗设备（TDP）腰骶部照射。余穴常规针刺，平补平泻；腰骶部痛点接电针，疏密波 50～100Hz，电流以患者感觉舒适为度，留针 20 分钟；起针后于督脉及两侧膀胱经拔罐 5 分钟。每周治疗 1 次。

使用此方法治疗克罗恩病合并强直性脊柱炎的患者，对患者临床症状的改善有一定的帮助。

盘龙针灸法是左右交替取夹脊穴的针与灸相结合的方法，施针后状如"一条龙"盘踞在脊背，故曰"盘龙"，该法可充分利用夹脊穴的功效。夹脊穴位于督脉与膀胱经之间，通达督脉、膀胱经的经气，督脉为阳脉之海，膀胱经为五脏六腑之气输注之处。《灵枢集注·背俞》："五脏之俞皆本于太阳而应于督脉。"说明督脉、膀胱经对调节脏腑功能极为重要。因此针灸刺激夹脊穴，不仅可以治疗局部脊柱症状，还能间接地通过督脉和背俞穴通调五脏气血，补养脏腑不足。腰骶段的夹脊穴还可改善克罗恩病的肠道症状。盘龙针灸法以夹脊穴为主穴，取艾灸温通散寒之性，温补脾肾之阳，疏通脊柱气血，通络止痛。

五、肛周病变的处理

肛周病变是克罗恩病的常见表现，20%～30%的克罗恩病患者可能出现肛周病变，尤其有部分克罗恩病患者是以肛周病变作为首发症状而就诊。之所以将肛周病变单列出来，是因为肛周病变一般属于中医外科范畴，其诊治思路及方法跟中医内科略有不同。

（一）治疗策略的选择

肛周病变是克罗恩病的肠外表现，给患者造成很大的痛苦，严重影响患者的生活质量，但其治疗却不能单纯按照传统的肛门直肠疾病的手术方法来治疗，否则容易造成手术失败，创面长期难以愈合。由于疾病自身的发展和潜在的病理变化，克罗恩病肛周病变的合理治疗方案应该是在内科治疗的基础上联合手术治疗。

克罗恩病肛周病变的手术时机的选择相当重要，早期手术容易造成手术的失败，创面不愈合，而过晚手术又造成患者长期忍受疾病的困扰。对于肛缘的疣状皮赘，不主张行外科手术治疗，在经过积极的内科治疗后，肛周疣状皮赘常常可以逐渐变软、缩小。同时配合中药坐浴、药膏外敷等促进疣状皮赘的消失。对于狭窄的患者，要判断其属于炎性的狭窄还是纤维化的狭窄，炎性狭窄通过内科治疗，通常可以使炎症消散，狭窄逐渐缓解，无须手术干预。约30%的低位单纯性瘘管患者在经过内科治疗后也可能闭合，从而免于手术。克罗恩病患者肛门功能不可逆的损害往往不是由疾病本身导致的，而是由外科医师激进的手术干预导致的。

对于局部严重感染的肛周病变（如肛门直肠周围脓肿），一旦确认脓肿形成，则应该早期行切开引流术，在切开引流的同时注重原发疾病的内科治疗，术后1周开始使用生物制剂治疗。对于非局部严重感染的肛周病变不可过早地盲目手术，在全身治疗使肠道炎症得到有效控制的情况下行保护肛门功能的手术可取得满意疗效。经过内科治疗，在患者的克罗恩病活动指数评分（CDAI）达到150分以下，C反应蛋白、红细胞沉降率、血小板计数及中性粒细胞百分比等血液学指标呈现显著下降趋势时行手术治疗成功率更高。

克罗恩病肛周病变若手术方式不当容易造成肛门功能受损，因此所有的手术方式都要注重保护肛门功能。保留括约肌挂线术及药捻式置管引流术在克罗恩病肛瘘的外科治疗中有积极的作用，采用黏膜瓣推移（直肠未受累）及袋型缝合技术可以更好地保护功能，加速康复，减少复发及假性愈合。对于复杂性肛瘘移除挂线的时间研究显示，手术3周之后移除挂线较3周之内移除挂线更有帮助。

（二）药物治疗

克罗恩病肛周病变更接近中医学"痈"的范畴，肛周病变属于"外痈"。就其发病机理，《灵枢·痈疽》云："荣卫稽留于经脉之中，则血泣而不行，不行则卫气从之而不通，壅遏而不得行，故热，大热不止，热胜则肉腐，肉腐则为脓。"可见热毒为痈的基本病因，血瘀为成痈的病理基础。"毒瘀致痈"是克罗恩病肛周病变的核心病机，解毒活血是治疗克罗恩病肛周病变的主要治疗方法，根据疾病活动期、缓解期的特点，可以分期进行清热解毒、活血消痈、补益气血、托毒消痈的方法治疗。活动期可使用仙方活命饮加减，仙方活命饮前人称之为"外科之首方"。方中重用金银花，其性寒，最善清热解毒消痈，为"疮疡之圣药"；再辅以当归、陈皮、乳香、没药行气通络，活血散瘀；皂角刺、穿山甲（代）通行经络，使脓成即溃；贝母、天花粉清热化痰排脓，使脓未成即消。《古今名医方论·仙方活命饮》曰："仙方活命饮，此疡门开手攻毒之第一方也。经云：营气不从，逆于肉理。故痈疽之发，……因而血结痰滞，蕴崇热毒为患。治之之法，妙在通经之结，行血之滞，佐之以豁痰，理气解毒。"缓解期运用托里消毒饮加减，托里消毒饮以四君子汤益气补中；四物汤去熟地黄养血活血、化瘀生新；辅以金银花、连翘、白芷等以清热解毒；重用黄芪以托毒外出，此乃扶正之举。《珍珠囊·黄芪》曰："黄芪甘温化阳，其用有五：补诸虚不足，一也；益元气，二也；……排脓止痛，活血生血，内托阴疽，为疮家之圣药，五也。"

克罗恩病肛周病变患者通常有长期慢性腹痛腹泻的症状，本病主要的病机为脾气虚弱，脾失健运，气血生化乏源，全身一派虚象；又因脾运失健，湿浊内生，湿胜则濡泄，湿邪日久化热，湿热搏结，蕴阻肛门，经络阻滞，瘀血内生，热壅血瘀，血败肉腐，化生本病。病机总属本虚标实，辨证当属脾虚湿蕴夹瘀。因湿邪为阴邪，湿邪重坠，其性黏腻，表现为病程缠绵，易伤其下。因此在治疗上，更多采用健脾益气、清热利湿、活血化瘀的方法。在健脾益气方面取意参苓白术散加减，方中以人参、白术、茯苓、甘草（即四君子汤）平补脾胃之气，加用黄芪为主药。以白扁豆、薏苡仁、山药之甘淡，助白术既可健脾，又可渗湿止泻，为臣药。以砂仁芳香醒脾，促中州运化，通上下气机，吐泻可止，为佐药。因肺与大肠相表里，桔梗为手太阴肺经的引经药，入方，如舟车载药上行，达上焦以益肺气。诸药合用，共奏益气健脾、渗湿止泻之功。另外，本方加用黄芪，因其有补气固表、利尿托毒、排脓、敛疮生肌的功效。《神农本草经》记载："主痈疽，久败疮，排脓止痛。"故重用黄芪既可针对全身脾气虚弱之根本，又可以解决肛周局部毒邪余留、脓水淋漓、创面生长缓慢的问题。

（三）外治法

1. 中药外洗方

中药洗剂外用对克罗恩病肛瘘具有良好的疗效，其可以减少肛瘘局部的分泌液及减轻疼痛，促进肛瘘口的愈合。

药物：丹参 20g，千里光 15g，黄芪 60g，地榆 30g，硼砂 20g。砂锅中熬煮，加水 4000ml 煎至 2000ml。

2. 中药坐浴方

与使用 1∶5000 高锰酸钾溶液坐浴相比，使用中药坐浴可以缩短拆线时间，提高远期治愈率。

药物及使用方法：解毒通络方（大黄 10g，苦参 20g，黄柏 15g，紫花地丁 15g，当归 15g，红花 10g，土茯苓 20g，鱼腥草 20g，丝瓜络 20g，络石藤 20g，鸡血藤 15g，防风 15g）浓煎 200ml，加入 2000ml 温水坐浴，每日 2 次，每次 15 分钟。

克罗恩病肛瘘的主要病机是湿热瘀毒损伤肠络，血败肉腐，形成内疡，营卫交换失常，郁久化热，迁延反复，腐败肌肤腠理，形成外疡。营卫不通是克罗恩病肛瘘络脉病变的病理实质和关键。外科手术是治疗克罗恩病肛瘘的主要方式，但手术只去除了有形之病，未去除无形之因。挂线引流拆线后，内在的湿热瘀毒反复损伤血络，腐肉不去，新肉不生，分泌物反复存在，影响瘘管闭合。方中大黄、黄柏、土茯苓、鱼腥草、紫花地丁清热利湿、解毒通络、消痈排脓，能有效控制热毒侵袭肠络导致的炎症反应，缩短湿性创面至干性创面的过程。苦参清热燥湿、收涩止痒，可以预防和治疗术后分泌物导致的肛周瘙痒、湿疹。手术损伤局部络脉，导致气血痹阻、气滞血瘀，"不通则痛"。术后炎症介质的释放和排便刺激肛门括约肌痉挛、疼痛。解毒通络方可在术后 1 周内快速缓解疼痛。方中络石藤和防风具有祛风止痉、通络止痛的作用。热毒伤阴，炼熬血液，凝聚成瘀，加之手术外伤致瘀，瘀血是克罗恩病肛瘘重要的络病病因。当归、红花、丝瓜络、鸡血藤补血活血、祛瘀通络、敛疮生肌。解毒通络方可以治疗克罗恩病肛瘘无形之湿热毒瘀病邪，祛腐生肌，从而缩短了拆线时间，提高了其远期治愈率。

中药坐浴熏洗是中医术后加速康复的特色疗法。药效首先作用于孙络，通过络脉渗灌和反注的双向流通特性，输布至全身，通达络脉，营养气血，调畅气机，排泄代谢废物。气络、血络条达，通调营卫，津血渗化有源，脏腑组织得以濡养，自可缓解疼痛、水肿，减少出血、渗液，促进创面愈合，利于术后肛门括约肌功能的恢复。

六、营养支持治疗

关于营养支持治疗的问题目前还存在很多争议，《2016 克罗恩病诊治欧洲循证共识意见》中指出："目前并无针对成年活动性克罗恩病患者营养治疗的安慰剂对照试验。然而要素饮食或聚合物膳食的疗效显得不如糖皮质激素。在一项 Cochrane 系统评价所采纳的 4 项严格对照的试验中，泼尼松龙组（123 人）疗效优于饮食疗法组（130 人）（OR：0.3，95% CI 0.17～0.52）……要素饮食与多聚体膳食的疗效没有差别。必须明确区分诱导缓解的基础治疗与营养支持的辅助治疗。与儿童或青少年克罗恩病管理不同的是，对于成人克罗恩病，肠内营养治疗应仅作为提供营养支持的辅助治疗，而不应作为基础治疗。仅在患者拒绝其他药物治疗的时候，才考虑采用肠内营养治疗来诱导缓解。对于激素无效或激素依赖患者也并不推荐肠内营养治疗。然而即使肠内营养治疗用于克罗恩病诱导缓解治疗的证据有限，也并不能低估其在支持治疗中的地位。在复杂的瘘管性疾病中，完全性肠外营养是适宜的辅助治疗措施。"相对而言，国内对于营养支持治疗的评价更为积极一些。2013 年的炎症性肠病营养支持治疗专家共识中提出："营养支持不但能够改善患者营养状况，提高生活质量，减少手术并发症，还能够诱导和维持克罗恩病缓解，促进黏膜愈合，改善自然病程。"所以，共识意见认为营养支持已经不是单纯的改善营养的方法，将炎症性肠病的营养支持称为营养支持治疗更为合适，这就确定了营养支持治疗可以作为一个相对独立的治疗方法存在。

将营养支持治疗作为一个相对独立的治疗方法存在对于中医药诊治克罗恩病的临床研究有着非常重要的意义。目前对于克罗恩病的治疗，大多数患者会在急性发作期选择西医治疗方案进行诱导缓解。对于诱导缓解的患者，在长期维持缓解方面，中医药是有一定的优势和治疗空间的。但克罗恩病是一种需要维持治疗的疾病，如果在诱导缓解后，继续给予西医的维持治疗方案，此时叠加中医药治疗的临床意义不大，即使中医药的使用能够在减少并发症、改善临床症状方面有一定的作用，但这种作用只能属于辅助性作用，并不能证明中医药在治疗克罗恩病过程中的临床疗效。所以《2016 克罗恩病诊治欧洲循证共识意见》中也指出："补充医疗与替代医疗是目前被认为不属于传统医学的一组多元化医疗保健系统、保健手段及产品。虽然有人声称某些疗法有效，但并没有高质量的研究显示其真实的有效性。"但如果为了证明中医药的有效性而停用维持治疗的药物，显然是有违医学伦理的，因为这样会增加疾病复发的风险。而使用营养支持治疗的患者则不同，其在整个诱导缓解的过程中并没有（或非必须）使用药物也可获得疾病缓解的效果，而营养支持治疗中如果没有使用药物，在病情稳定的情况下，直接用中医药治疗给予维持缓解，一方面不存在伦理方面的问题，另一方面，也不存在药物洗脱期的问题，如果这些患者经过单纯的中医药治疗，能够获得 5 年以上的维持缓解，就能有效地证明中医药在治疗克罗恩病，尤其是针对克罗恩病长期维持缓解方面的疗效，为中医药疗法的临床疗效提供有力的证据，而且也为患者，尤其是无法长期使用生物制剂的患者提供了更大的治疗方案的选择空间。

基于以上考虑，在本书中将营养支持治疗作为一个独立内容引入，使更多的中医同道能够对其有一个相对规范系统的认识。

（一）营养的评估

推荐对克罗恩病患者常规进行营养风险筛查，有营养风险的患者需要进行营养状况评定，营养支持治疗期间进行疗效评价。营养风险筛查工具有多种，推荐使用营养风险筛查 2002（NRS-2002），评分≥3 分提示有营养风险，需要进行营养支持治疗。

（二）营养支持治疗的适应证

1. 营养不良或有营养风险的患者

重度营养不良，中度营养不良预计营养摄入不足＞5 天，营养状况正常但有营养风险（NRS-2002 评分≥3 分）者，推荐给予营养支持治疗。合并营养摄入不足、生长发育迟缓或停滞的儿童和青少年患者，强烈推荐给予营养支持治疗。生长发育迟缓或停滞在儿童和青少年克罗恩病中相当普遍，营养支持治疗具有促进生长发育的作用，而激素治疗并不具备这一优势，因此营养支持治疗是基础。

2. 围手术期患者

有手术指征的患者合并营养不良或有营养风险时，推荐先纠正营养不良，以降低手术风险。围手术期给予营养支持治疗诱导克罗恩病缓解后再行手术有助于降低术后复发率。

（三）营养方案的选择

（1）儿童和青少年活动期克罗恩病患者诱导缓解首选肠内营养（enteral nutrition，EN）治疗。

有足够证据证实，EN 诱导儿童和青少年活动期克罗恩病的缓解率与激素相当，还能促进深度缓解和肠黏膜溃疡愈合，并促进生长发育。因此，儿童和青少年克罗恩病诱导缓解首选 EN。

（2）药物治疗无效或禁忌（如激素无效、不耐受或骨质疏松）的成人活动期克罗恩病可考虑使用 EN 作为诱导缓解的替代治疗。

EN 能够诱导成人克罗恩病缓解，但其疗效不如激素，且成人对 EN 依从性差，因此药物仍是诱导和维持成人克罗恩病缓解的主要手段。EN 可作为药物治疗无效或禁忌时的替代治疗，且由于成人克罗恩病多伴有营养不良，因此营养支持治疗的适用范围仍较大。

（3）对生长发育迟缓或停滞的儿童，推荐以 EN 维持缓解。

（4）合并肠功能障碍的患者视情况予短期或长期营养支持治疗。

（四）营养治疗的供给量

推荐采用间接能量测定仪测定患者的静息能量消耗（resting energy expenditure，REE）。根据患者活动量，每日总能量消耗为 REE 的 1.2～1.5 倍。无能量测定仪时，缓解期成人的每日总能量需求与普通人群类似，可按照 25～

30kcal/（kg·d）（1kcal=4.184kJ）给予。但活动期患者的能量需求增加，高出缓解期的 8%～10%，并受许多因素影响：体温每升高 10℃ REE 增加 10%～15%，合并脓毒症时 REE 约增加 20%。

儿童和青少年患者处于生长发育期，摄入的营养除满足正常代谢需要外，还有追赶同龄人身高、体重的需求，每日提供的能量推荐为正常儿童推荐量的 110%～120%。蛋白质供给量应达到 1.0～1.5g/（kg·d）。

如营养支持治疗的目的（纠正营养不良或诱导缓解）已经达到，可逐渐停用；营养支持治疗不能奏效时，应及时查明原因；营养支持治疗用于维持缓解时，可长期使用。

（五）营养治疗的途径

强烈推荐遵循"只要肠道有功能，就应该使用肠道，即使部分肠道有功能，也应该使用这部分肠道"的原则。

1. EN

根据摄入量占营养需求总量的比例，EN 分为单一 EN（exclusive enteral nutrition，EEN）和部分 EN（partial enteral nutrition，PEN）。EEN 指患者的营养完全由 EN 提供，不摄入普通饮食；PEN 指在进食的同时补充 EN。以纠正营养不良为目的时，可采用 EEN，也可采用 PEN。PEN 添加量根据患者营养状况和耐受情况决定，治疗终点为营养正常。围手术期营养支持治疗时间不应少于 10～14 天。营养支持治疗用于诱导活动期缓解时，推荐采用 EEN。EEN 诱导缓解率高于 PEN。儿童和青少年患者的推荐疗程为 6～12 周，成人为 4～6 周。如使用 EN 维持缓解时，可采用 EEN 或 PEN。使用 EEN 的阻力主要在于管饲对日间活动的影响，以及患者对长期禁食的抗拒。为提高患者的依从性，可采用 PEN 维持缓解，病情活动时转为 EEN。PEN 的推荐量为每日总能量需求的 50% 以上，常用方法包括：在正常饮食的基础上口服补充；白天正常进食，夜间鼻饲半量 EN；也可以每 4 个月中用 1 个月的时间进行 EEN。EEN 供给量低于每日总能量需求的 60%，且持续 3 天以上时，应补充肠外营养（parenteral nutrition，PN），常见于不全性肠梗阻、肠动力障碍、围手术期、高流量肠外瘘或高位肠造口等患者。

建议补充维生素和微量元素，弥补摄入不足。

EN 途径：口服补充 EN 超过 600 kcal/d 时建议管饲。口服补充对胃肠道功能要求较高，患者耐受量有限，依从性也较差。

管饲方法包括鼻胃管、鼻肠管、经皮内镜下胃造口（percutaneous endoscopic gastrostomy，PEG）和手术胃造口等。除非十分必要，不推荐克罗恩病患者做手术空肠插管造口。鼻胃管是最常用的管饲途径，其操作简单，适用于绝大多数患者。盲法放置的鼻胃管应通过 X 线影像学检查证实导管在位方可使用。为避免反流，管饲时卧床患者应处于头高位（30°～40°）。喂养从较低速度开始（25ml/h），并根据患者耐受程度在48～72小时逐渐增加至目标量。管饲期间应监测胃排空情况，避免发生呕吐和误吸。

预计管饲时间在4周内时，建议使用鼻饲管；如超过4周或患者不耐受，推荐选择PEG。患者使用PEG并不增加胃瘘和其他并发症发生的风险。有胃排空障碍、幽门或十二指肠狭窄、高位克罗恩病（十二指肠或高位空肠）等误吸风险的患者，推荐采用鼻空肠管进行幽门后喂养。胃镜引导下放置鼻空肠管是最常用的方法之一。

建议采取持续泵注的方法进行管饲。与间断输注相比，持续泵注能够提高胃肠道耐受性，改善吸收，增加输注量，减少EN并发症。

EN制剂的种类与选择：整蛋白配方、低聚（短肽）配方或氨基酸单体（要素膳）配方均可选择。总的来说，应用这3类配方进行营养支持治疗时，疗效并无明显差异，但不同个体、不同情况对不同配方的耐受性可能不同。肠功能不全患者建议使用要素膳或低聚配方，活动期患者建议减少膳食纤维的摄入。

低脂制剂能够提高EN诱导缓解的效果，但长期限制脂肪的摄入可能导致必需脂肪酸缺乏。补充谷氨酰胺可以改善活动期患者的肠道通透性和形态，但不能改善临床结局。

EN治疗的并发症及其防治：EN的并发症应重在预防，操作过程中必须遵循相关规范。EN较PN安全，但使用不当也可能发生严重并发症，包括胃肠道并发症（腹泻、恶心、呕吐、腹胀）、代谢并发症（脱水、电解质异常、高血糖）、感染并发症（吸入性肺炎、腹膜炎、鼻窦炎）及导管相关并发症（鼻咽部黏膜损伤、PEG造口旁瘘、喂养管堵塞、易位、导管错误连接等）。采用管饲、缓慢增加输注量、适当加温、防污染等措施能够减少并发症的发生。重度营养不良者在EN初期应特别警惕再灌食综合征。

2. PN

需要营养支持治疗的患者存在EN禁忌或无法达到目标量（<总能量需求的60%）时，推荐使用PN。

PN的适应证：克罗恩病继发短肠综合征早期或伴严重腹泻；高流量小肠瘘（>500ml/d）无法实施EN；低位肠梗阻无法实施EN，或高位肠梗阻无法将肠内营养管放过梗阻部位；高位内瘘（胃-结肠内瘘或十二指肠-结肠内瘘）无法实施；肠瘘造成的腹腔感染未得到控制；不耐受EN的其他情形，如严重腹胀或腹泻、严重的肠动力障碍，或由于其他原因无法建立EN途径。

PN途径的选择与建立：建议通过经周围静脉插入的中心静脉导管或中心静脉穿刺置管输注PN。经周围静脉向中心静脉置管并发症少，应为首选。仅在预计使用PN时间较短（10～14天）和PN渗透压≤850mOsm/L时方可采用周围静脉输注，并应警惕血栓性静脉炎。

推荐采用单腔静脉导管输注 PN。导管管腔越多，接口越多，污染的可能性越大。

建议选择右侧锁骨下途径进行中心静脉置管。股静脉置管极易污染，容易形成静脉血栓，因而为相对禁忌。高位颈内静脉置管难以护理，容易污染，亦不推荐。

推荐在 B 超引导下放置中心静脉导管。置管成功后必须行影像学检查，确定导管尖端部位合适并排除并发症后方可使用。

PN 配方：建议按照非蛋白热量：氮量=（100～150）kcal：1g 的比例提供氮量。总能量构成中，脂肪应占非蛋白热量的 30%～50%。

PN 的并发症及其防治：实施 PN 应严格遵循相关规范。PN 并发症包括导管相关并发症（穿刺损伤、空气栓塞、导管异位、血栓形成、导管堵塞或折断等）、感染并发症（导管相关感染、营养液污染）、代谢并发症（高血糖、电解质紊乱、微量元素和维生素缺乏、脂代谢异常及高氨血症等）、脏器功能损害（PN 相关性肝损害）等。

（六）并发症的营养支持治疗

1. 肠梗阻

肠梗阻并非 EN 的绝对禁忌证。并发肠梗阻时应进行相关检查，了解梗阻的原因（活动性炎症或纤维化），并了解有无肠绞窄。

活动性炎症造成的完全性梗阻，建议采用全胃肠外营养（total parenteral nutrition，TPN）联合药物（如激素）诱导缓解。如肠道部分恢复通畅，可管饲 EN，管饲达不到全量时，缺少的热量通过 PN 补足，并逐渐过渡至 EEN。对高位（十二指肠/幽门）梗阻，治疗开始即可置管至梗阻远端行 EEN，置管不成功者采用 TPN 联合药物的治疗措施，待梗阻部分缓解后再尝试置管至梗阻远端行 EEN。梗阻近端的消化液可收集后经导管回输。低位梗阻时建议行梗阻近端肠外置造口，造口成功后给予 EN 和药物治疗。诱导缓解后，可视情况继续内科治疗或行内镜下狭窄扩张，有手术指征者建议在纠正营养不良后行确定性手术。

活动期不全性梗阻患者应努力尝试 EEN，若不耐受则采用 EN+PN，诱导缓解并纠正营养不良后行确定性手术。

纤维化所致梗阻患者如若无营养不良，建议手术治疗；合并营养不良时，无急诊手术指征者建议纠正营养不良后再手术。

2. 腹腔脓肿和肠外瘘

腹腔脓肿和肠外瘘是克罗恩病的严重并发症。治疗分为即刻、早期和后期处理。即刻处理主要指腹腔脓肿的充分引流，是治疗的关键。引流方法包括经皮穿刺置管引流和手术引流，首选前者。合并营养不良者应给予营养支持治疗并控制活动期炎症，营养状况改善后实施确定性手术。

营养支持治疗早期可选择 PN，肠功能恢复并建立 EN 途径后，推荐 EEN。明确瘘管解剖部位对制订 EN 方案至关重要：低位肠外瘘可利用瘘口以上肠管实施 EN；高位高流量（＞500ml/24h）肠外瘘可将收集的消化液输入瘘口以远的小肠，同时给予 EEN。

如脓肿得到充分引流，EN 改善营养状况的效果优于 PN。但 PN 能够减少瘘口肠液流出量，并可提高瘘口愈合率。某些单纯性小肠瘘经 PN 或 EN 治疗后有可能自愈。

3. 肠内瘘

高位内瘘（胃-结肠内瘘或十二指肠-结肠内瘘）可置管至瘘口以下空肠，利用被旷置的小肠行 EEN；肠-膀胱瘘及肠-阴道瘘如能够耐受，也建议使用 EEN，但应选择低渣制剂。

第二章　补土理论与克罗恩病

克罗恩病属于近现代才被命名的疾病，中医古籍中没有相关的记载，而且本病的发病率低，所以目前中医治疗的报道多以个人经验为多，临床研究的资料不多。

我院从 2009 年开始进行克罗恩病的中医诊治研究，以明代陈实功的"疮全赖脾土"理论为切入点，结合李杲的补土理论，最终形成了比较完善的理论体系和临床诊治方案，并获得了临床治疗的效果，特介绍如下。

第一节　基于补土理论的本病的病因病机

根据克罗恩病发病的特点，结合现代医学对克罗恩病病因病理的认识，我们认为从中医学角度来看，克罗恩病的发生与以下六个环节有关：①浊气内伏为重要病因；②禀赋不足与脾胃虚弱为主要的发病基础；③环境因素对本病的发病影响明显；④内生的病理产物造成了疾病表现的复杂性；⑤阳气下陷是重要的病机特点；⑥三焦功能失常是造成多系统损害的基础。下面进行分别论述。

一、浊气内伏为重要病因

克罗恩病的病因，中医常规的认识包括感受外邪、饮食不节、情志失调、脏腑亏虚等，这一点在第一章中已经有了比较详细的说明，在此不再累述。但有一点是值得我们关注的，就是这些病因从中医的病因学角度来看并不具备特殊性，可以说几乎所有的中医疾病的发生都与这四种因素有关，但克罗恩病的发病率并不高，也就是说很多受到以上病因影响的患者并没有引起克罗恩病的发生，所以，在克罗恩病的病因方面，应该有其独特之处，我们认为与中医所讲的浊气有关。

"浊"的概念最早见于《内经》，《素问·阴阳应象大论》指出："寒气生浊，热气生清。"由此可见，"浊"的形成与寒气有关，所以"浊"具有"寒"的特性，具有向下、向里、偏沉、偏降等阴邪特性；并且指出浊气来源于谷气，"食气入胃，浊气归心，淫精于脉。脉气流经，经气归于肺，肺朝百脉，输精于皮毛，毛脉合精，行气于府"。李杲也认为食谷为浊之源，浊邪是谷气的衍生，浊气的产生与脾胃有关，《脾胃论·阴阳升降论》曰："《易》曰：两仪生四象，乃天地气交，八卦是也。在人则清浊之气皆从脾胃出，荣气荣养周身，乃水谷之气味化之也。"浊气对于人体而言无正邪之别，当元气充足及中土健运之时，浊气可入心化血，元气亏虚或中土失运时，因浊气质稠黏滞的特点，同时它又是因寒气而成，则可停留于一处，堵塞血脉，滞留肠胃，从而导致血瘀、积滞的形成。若浊气内伏于脏腑，则可衍生为各种病理产物，导致疾病发生，促进病情进展，正如李杲在《脾胃论·序》中所言："水谷之寒热，感则害人六腑，谓水谷入胃，其精气上注于肺，浊溜于肠胃，饮食不节而病者也。"

浊气内伏于脏腑，正气充足时则伏而不发，正气虚弱时则引而发之，这与克罗恩病患者病程长久，发作期与缓解期交替出现的特点比较吻合；浊气内伏，还会影响脾胃运化功能，从而衍生出很多的病理产物，如《丹溪心法·赤白浊》提到"浊生湿热、有痰、有虚"，多种病理产物的产生，所影响的脏腑不同，产生的临床表现就不一样，这样也就造成了克罗恩病临床表现的多样性；浊气内伏日久，郁热化毒，浊为阴邪，毒为阳邪，浊与毒合，则成浊毒，属于中医学阴阳毒范畴，其致病能力更强，导致克罗恩病病情迅速加重。此病伴随的各种瘘管及脓肿，多与内伏之浊毒有关。正如《重订广温热论·验方妙用·清凉法》所言："凡伏邪留于隧络，深则入于脏腑骨髓之中，无从发泄，往上为发颐肺痈，中为肝痈痞积，下为肠痈便毒，发于皮肉则为瘰疬疮疡，留于关节则为痛痹拘挛，注于足胫则为鹤膝足痿，此等证候，皆络瘀为之也。精气旺则不发，至血气偶虚，或有所感触，虽数年之久，亦有复发者。"

从西医学的认识角度来看，中医所讲的"浊气"与肠道内微生物抗原及食物抗原有一定的相关性，《素问·异法方宜论》曰："东方之域……鱼盐之地，海滨傍水，其民食鱼而嗜咸……故其民皆黑色疏理，其病皆为痈疡。"南方者，"其地下，水土弱，雾露之所聚也，其民嗜酸而食胕，故其民皆致理而赤色，其病挛痹"。一方面，食胕相当于食用发酵食物，此类食物与鱼类均为蛋白含量丰富的食品，此类食物抗原丰富而复杂，过食或者长期食用会影响肠道内微生态的结构，导致肠道内微生物抗原结构发生改变，从而导致肠道免疫功能紊乱；另一方面肠道内微生态的结构改变又会导致代谢产物发生改变，进一步加剧了肠道屏障功能的损伤。朱震亨曾言"故五味入口，皆入于胃，留毒不散，积聚既久，致伤冲和，诸病生焉"，即是此意。

临床研究表明，肠道菌群包含 $10^{13} \sim 10^{14}$ 个微生物，可能与克罗恩病的发展有关。人类研究发现，炎症性肠病患者肠道菌群的潜在失衡，导致肠道菌群多样性及菌群数量减少，特别是厚壁菌门的减少更为显著，而变形杆菌则相对增加。动物研究已经指出微生物与克罗恩病的因果关系，因为肠道炎症只发生在有肠道菌群存在的情况下。Mazmanian 等通过将无菌小鼠（即缺乏肠道微生物）与正常环境长大的小鼠（即含有微生物）相比发现，无菌小鼠具有较少的增生性 Peyer 结及低水平的 IgA，这表明微生物参与 IgA 黏膜产生。此外，肠道微生物群被认为参与 T 细胞的发育，无菌小鼠与肠道含有微生物小鼠相比，前者的 CD4$^+$T 细胞计数降低，Th1/Th2 值在无菌小鼠中存在不平衡情况，有趣的是 B 型脆弱杆菌及其多糖可恢复 CD4$^+$T 细胞的正常计数并能校正失衡的 Th1/Th2 值。而且分节丝状菌可以诱导 Th17 分化。以上研究都表明，肠道菌群与克罗恩病的发生有密切的关系，可以从中医浊气的角度来理解这种相关性，但要证实浊气与肠道菌群抗原之间的相关性，还需进一步研究的数据以支撑。

二、禀赋不足与脾胃虚弱为主要的发病基础

"正气存内，邪不可干"，"邪之所凑，其气必虚"，这是中医对于疾病观的基本认识。如果说浊气是克罗恩病发病的重要外因，脏腑亏虚就是克罗恩病发病的重要基础，即其内因。在脏腑亏虚中，与正气关系最为密切的就是肾与脾胃，《医宗必读·脾为后天之本论》曰："故善为医者，必责其本，而本有先天后天之辨。先天之本在肾，肾应北方之水，水为天一之源。后天之本在脾，脾应中宫之土，土为万物之母。"相对而言，禀赋不足属于先天，脾胃虚弱属于后天。

从中医学的角度来看，后天因素（脾胃虚弱）与本病的发生关系更为密切。一方面，胃为水谷之海，小肠主分清泌浊，大肠主传导，而运化之权，则操之在脾，若脾胃失职，则水谷不化，水反为湿，谷反为滞，混合下注，出现泄泻；另一方面，脾胃为"后天之本"，气血生化之源，《素问·痿论》说"脾主身之肌肉"，若脾胃虚弱，气血亦衰，正虚不能拒邪，则易生疮疡；疮疡形成后，也会因气血不足而难以生肌收口，甚至无力托毒，导致伏毒于里，症状反复发作。《洞天奥旨·疮疡标本论》曰："疮疡之生，原因营气之逆也，营气之逆者，又因于胃气之逆也。""胃气逆于前，而经络不通，脏腑壅塞，以致结成痈疽。倘再逆于后，又何以化毒哉？是胃气之断不可逆也。而胃气之所以逆者，何故乎？损之甚者逆之甚，伤之至者逆之至也。"克罗恩病患者形体消瘦，多存在营养不良情况，体重下降，不耐劳力，肠道黏膜修复较慢，容易复发，此皆为脾胃虚弱的表现。《洞天奥旨·疮疡内外论》中言："盖气血旺而外邪不能感，气血衰而内正不能拒。"因脾胃虚弱为克罗恩病的发病基础，故其起发、破溃、脓出毒泄的过程较为缠绵缓慢，而溃破后，因缺少水谷精微的充养，以致气血难以恢复，不利于生肌敛口，难以维持稳定的缓解期，也不利于深度缓解。

中医学的"脾胃虚弱"如果与现代医学的认识相对应的话，可能与肠道屏障受损有一定的相关性。肠道屏障包括了机械屏障、化学屏障、生物屏障及免疫屏障。机械屏障主要由肠黏膜上皮细胞及其紧密连接（tight junction）、固有膜、黏膜下层、内皮细胞及肠道的正常蠕动功能及修复更新功能所构成。化学屏障是由胃肠道分泌的各种消化液（胃酸、胆汁等）、各种消化酶等化学物质组成，黏液屏障在生理状态下由肠黏液所形成，为肠道非特异性免疫屏障中的主

要化学屏障。生物屏障主要由肠道菌群构成，是由正常肠道菌群通过其生物作用和免疫功能构成的生物防线，有利于抵御入侵的微生物，同时正常肠道菌群具有营养、免疫的作用。肠黏膜的免疫屏障是局部免疫系统，此系统由肠相关淋巴组织和弥散免疫细胞构成。肠道屏障的主要作用是保持肠道内环境的稳定，减少或者避免疾病的发生，这与中医学所讲的"正气存内，邪不可干"有相似之处。克罗恩病患者肠镜下典型表现为铺路石样改变，裂隙样溃疡，而且炎症可累及肠壁全层，同时克罗恩病局部病理及基础研究表明其存在肠道免疫功能紊乱，此外肠道菌群结构改变目前亦得到证实，克罗恩病存在肠道屏障受损已经是公认的事实。所以我们认为，肠道屏障受损（脾胃虚弱）为克罗恩病发病的基础。但要证实中医学所讲的"脾胃虚弱"与肠道屏障之间的必然联系，仍需要进一步研究。

从现代医学的认识来看，考虑本病的发生与易感基因的关系较为密切，迄今为止，基于人群的全基因组关联研究（population-based genome-wide association studies，GWAS）和 GWAS/免疫芯片荟萃分析数据发现炎症性肠病易感位点为 163 个，其中几个基因位点（如 *NOD2*，*ATG16L1* 和 *XBP1*）被认为与炎症性肠病密切相关，这些基因的表达影响肠道微生物群落结构和诱发宿主肠黏膜炎症，特别是 *NOD2* 基因与克罗恩病密切相关，其作用是通过潘氏细胞调节肠道菌群，从而控制肠道内的细菌数量。目前，越来越多的证据表明肠道菌群在炎症性肠病遗传易感人群中，存在明显的失调，主要表现为肠道微生物生态系统的复杂性及多样性在降低，以及激发了不适当的自主免疫反应。肠道菌群的异常成分在基因脆弱的个体中产生异常的免疫反应，肠道菌群及其代谢产物通过影响宿主的固有和适应性免疫反应，影响克罗恩病的发生与发展。目前，克罗恩病通常被认为是在遗传易感个体中，对肠道共生菌群形成的过度免疫反应。遗传易感性导致黏膜免疫系统失调，导致对肠道菌群的过度免疫反应。从这个角度来看，克罗恩病的发生也与中医学的"禀赋不足"之间的关系更为密切。

三、环境因素对本病的发病影响明显

环境因素是现代医学的提法，与遗传因素相比，目前认为，环境因素的改变对克罗恩病的发病影响更为明显。对于克罗恩病而言，环境因素包括了高危因素及保护因素。其中保护因素包括了膳食纤维和维生素 D；高危因素包括了吸烟、高脂肪和高蛋白饮食、药物（非甾体类抗炎药物、口服避孕药物等）、精神心理因素、阑尾切除术等，其中吸烟更是被多次证实为克罗恩病发病的危险因素之一。

关于吸烟对克罗恩病造成的影响在第一章中已经详细进行了介绍，在此不再累述。关于饮食与本病的相关性，尤其是高脂肪和高蛋白饮食对本病的影响，李杲曾有比较详尽的论述，《东垣试效方·疮疡门》曰："《生气通天论》云：营气不从，逆于肉理，乃生痈肿。又云：膏粱之变，足生大疔，受如持虚。《阴阳应象大论》云：地之湿气，感则害人皮肉筋脉，是言湿气外行，则营气不行。营卫者，皆营气之所经营也；营气者，胃气也；运气也，营气为本；本逆不行，为湿气所坏，而为疮疡也。膏粱之变，亦是言厚滋味过度，而使营气逆行，凝于经络为疮疡也。此邪不在表，亦不在里，惟在其经中，道病也。……营气不从，逆于肉理，乃生疮痈。且营气者，胃气也。饮食入于胃，先输于脾，而朝于肺，肺朝百脉；次及皮毛，先行阳道，下归五脏六腑，而气口成寸矣。今富贵之人，不知其节，以饮食肥浓之类，杂以厚味，日久太过，其气味俱厚之物，乃阳中之阳，不能走空窍先行阳道，反行阴道，逆于肉理，则湿气大胜；则子能令母实，火乃大旺，湿热既盛，必来克肾；若杂以不顺，又损其真水，肾既受邪，积久水乏，水乏则从湿热之化而上行，其疮多出背、出脑，此为大疔之最重也。若毒气行于肺或脾胃之部分，毒之次也。若出于他经，又其次也。湿热之毒所止处，无不溃烂，故经言膏粱之变，足生大丁，受如持虚。"以上所言，"毒气流于脾胃"与"湿热之毒所止处，无不溃烂"和克罗恩病的病变特点比较相似。

地域方面，炎症性肠病的发病可能与不同地域所具有的日照强度、土壤类型、气候条件、温度、湿度及空气状况等不同有关，有研究表明，较低的日照强度可能导致较高的炎症性肠病患病风险。从中医学的认识来看，不同地域的人的体质特点各不相同，如《素问·异法方宜论》中就提到，"故东方之域……其病皆为痈疡，其治宜砭石"，"西方者……邪不能伤其形体，其病生于内，其治宜毒药"，"北方者……脏寒生满病，其治宜灸焫"，"南方者……其病挛痹，其治宜微针"，"中央者……故其病多痿厥寒热，其治宜导引按跷"。三因制宜是中医重要的治疗原则之一，也是中医治疗整体观的体现，但环境因素是通过什么途径，影响哪些脏腑来影响克罗恩病发病的，还需进行进一步的研究。

克罗恩病是一种需要长期治疗的疾病，因此，保持稳定的治疗效果，避免病情的反复就是治疗的重点，这与中医学所讲的"已病防变"非常相关；我们在慢病门诊中观察到，不同的年份，不同的季节，同样的患者临床表现有不同之处，而且存在着一定的变化规律性，如果能够找到其内在变化的规律，就能够在早期给予干预，避免病情的反复，这种内在变化的规律与中医运气学说有一定的相关性，正如《脾胃论·天地阴阳生杀之理在升降浮沉之间论》所言："至于春气温和，夏气暑热，秋气清凉，冬气冷冽，此则正气之序也。故曰：履端于始，序则不愆。升已而降，降已而升，如环无端，运化万物，其实一气也。设或阴阳错综，胜复之变，自此而起。万物之中，人一也，呼吸升降，效象天地，准绳阴阳。盖胃为水谷之海，饮食入胃，而精气先输脾归肺，上行春夏之令，以滋养周身，乃清气为天者也；升已而下输膀胱，行秋冬之令，为传化糟粕，转味而出，乃浊阴为地者也。若夫顺四时之气，起居有时，以避寒暑，饮食有节，及不暴喜怒，以颐神志，常欲四时均平，而无偏胜则安。不然，损伤脾胃，真气下溜，或下泄而久不能升，是有秋冬而无春夏，乃生长之用，陷于殒杀之气，而百病皆起；或久升而不降亦病焉。于此求之，则知履端之义矣。"

四、内生的病理产物造成了疾病表现的复杂性

浊气在禀赋不足、脾胃虚弱与环境因素共同作用下形成内伏浊邪，浊邪在体内衍生为湿（寒湿、湿热）、痰饮、寒凝、食积、气滞、血瘀、郁火、浊毒等病理产物，此类病理产物可认为属于肠黏膜免疫应答异常的过程，因此各种病理产物并非独立分割存在，而是存在一定的联动性，但是均由浊气衍生而成。正是这些病理产物的产生及其对脏腑的影响造成了克罗恩病疾病表现的复杂性。

（一）湿

李杲非常注重湿在疮疡发病过程中的作用，《东垣试效方·疮疡门》曰："以上《内经》所说，俱言因营气逆而作也。遍看诸疮疡论中，多言湿热相搏，热化为脓者；有只言热化为脓者；有言湿气生疮，寒化为热而为脓者，此皆疮疡之源也。宜于所见部分，用引经药，并兼见证药，中分阴证阳证也。泻营气是根本，本逆助火，湿热相合。败坏肌肉而为脓血者，此治法也。宜远取诸物以比之，一岁之中，大热无过四五月之间，当是时诸物皆不坏烂；坏烂者，六七月之间，湿令大行之际也。近取诸身热病，在身只显热，而不败坏肌肉，此理明矣。标本不得，邪气不服，言一而知百者，可以为上工矣。"由此可见，仅仅有热邪的存在，是不至于化腐成脓的，需湿热相合才会"败坏肌肉"。

在临床症状方面，腹泻是本病的主要临床症状之一，而湿邪与腹泻的关系最大，《杂病源流犀烛·泄泻源流》曰："是泄虽有风寒热虚之不同，要未有不源于湿者。"

（二）痰饮

《儒医心镜·痰饮》曰："痰者，人身之痰贵乎顺行，随气升降，无处不到。设若气逆，阻其道路，为喘，为咳，为呕哕，为眩晕，为惊悸，为健忘，为不语，为狂言，为癫呆，为厥逆，为怔忡，为嘈杂，为串痛，为糜，为流注，为肿块，为痰核，为痰气，为痰结，为痰燥，为痰话，为痰闷，为痰火，为寒，为热，皆是痰之为患。""百病多由痰作祟"，痰留体内可导致多种病变，克罗恩病患者的腹部包块可能与之有关。《医门补要·流注初始治法》有言："风寒与痰湿，走窜脉络，结为流注，愈者将愈，发者又发，延绵不已，多进阳和汤可效。"这种邪气流注于经络的情况与克罗恩病的关节病变及皮肤病变有一定的相关性。

（三）寒凝

克罗恩病属于慢性疾病，感受外寒不是其主要的致病因素，这里所讲的寒凝应该是由疾病日久，脾肾不足，阳气虚弱，虚寒内生所致。寒主收引，主痛，本病后期患者的腹痛与虚寒凝滞有一定的相关性。

（四）气滞

《赤水玄珠·肠痈门》云："夫肠痈者，乃阴阳偏胜，喜怒无时，伏于脏腑之中，结在肠胃之内，血凝气滞，回旋失度，不能通行，聚结成痈，致生肿痛。"引起克罗恩病的病因是非常复杂的，但造成腹部疼痛的直接原因应该是各种病因导致气血不能流通，正所谓"不通则痛"，另外，气为血帅，气行则血行，气滞则血凝，气机郁滞与瘀血的产生也有一定的相关性。

（五）郁火

《太平圣惠方·治肠痈诸方》曰："夫肠痈者，由寒温不适，喜怒无常，使邪气与荣卫相干在于肠内，遇热加之。血气蕴积，结聚成痈。热积不散，血肉腐坏，化而为脓。"所以克罗恩病肠道溃疡、肛周病变及瘘管的形成与郁火之间有一定的相关性。《严氏济生方·便血评治》曰："夫大便下血者，多因过饱饮酒，无度房室，劳损荣卫，气虚风冷易入，邪热易蕴，留注大肠则为下血。血色鲜者风也；色如小豆汁者寒也；浊而色黯者热也。久而不愈，必为痔漏之疾矣。"由此可见，克罗恩病患者的便血与郁火有一定的相关性。

至于食滞、浊毒、瘀血的问题在本书第一章中已有详述，在此省略。

五、阳气下陷是重要的病机特点

疮疡的产生与水火之升降有关，《外科正宗·痈疽门》曰："凡人处世而无疾病者，水升火降精秘血盈也。""盖谓静则生水，动则生火；又水能生万物，火能克万物，故百病由火而生。火既生，七情六欲皆随应而入之；既入之后，百病发焉。发于内者，为风劳、蛊膈、痰喘、内伤；发于外者，成痈疽、发背、对口、疔疮，此皆言其大略也。故成痈者壅也，为阳，属六腑毒腾于外，其发暴而所患浮浅，因病原禀于阳分中。盖阳气轻清浮而高起，故易肿、易脓、易腐、易敛，诚为不伤筋骨易治之症也。疽者沮也，为阴，属五脏毒攻于内，其发缓而所患深沉，因病原禀于阴分中。盖阴血重浊性质多沉，故为伤筋蚀骨难治之症也。凡年壮气血胜毒则顺，年老毒胜气血则险。"

一方面，水火之升降，尤其是内生之火与脾气的下陷有关，《脾胃论·饮食劳倦所伤始为热中论》曰："若饮食失节，寒温不适，则脾胃乃伤。喜、怒、忧、恐，损耗元气。既脾胃气衰，元气不足，而心火独盛。心火者，阴火也。起于下焦，其系于心，心不主令，相火代之；相火，下焦胞络之火，元气之贼也。火与元气不两立，一胜则一负。脾胃气虚，则下流于肾，阴火得以乘其土位。故脾证始得，则气高而喘，身热而烦，其脉洪大而头痛，或渴不止，其皮肤不任风寒而生寒热，盖阴火上冲则气高，喘而烦热，为头痛，为渴，而脉洪。脾胃之气下流，使谷气不得升浮，是春生之令不行，则无阳以护其营卫，则不任风寒，乃生寒热，此皆脾胃之气不足所致也。"

　　另一方面，阳气下陷与浊气之间也有关系。首先，浊气本身会影响脾气之升清，《素问·阴阳应象大论》说："故清阳为天，浊阴为地；地气上为云，天气下为雨，雨出地气，云出天气。故清阳出上窍，浊阴出下窍；清阳发腠理，浊阴走五脏；清阳实四支，浊阴归六腑。"可见浊气的性质是偏下偏沉降的，与脾气升清的方向是相反的，因此会影响脾气的升清，所以才有"寒气生浊，热气生清。清气在下，则生飧泄。浊气在上，则生䐜胀。此阴阳反作，病之逆从也"之说。其次，浊气所转化的病理产物也对脾气的升清有影响，其中以湿邪为患最为明显，"脾喜燥而恶湿"，湿邪为患，易困阻脾阳，使脾失健运之功。最后，脾气的下陷又促进了浊气及其病理产物的产生，《脾胃论·天地阴阳生杀之理在升降浮沉之间论》曰："饮食入胃，而精气先输脾归肺，上行春夏之令，以滋养周身，乃清气为天者也；升已而下输膀胱，行秋冬之令，为传化糟粕，转味而出，乃浊阴为地者也。"所以如果脾不行上行之令，则无法下行而传化糟粕，另外，脾不运化，则水反为湿，谷反为滞，又加重浊气向湿、滞的转化，脾为生痰之源，脾不运化，也会加重浊气向痰饮的转化。

　　由此可见，阳气下陷既是浊气等病因作用于人体的结果，又是疮疡产生的关键环节，所以，是克罗恩病的重要病机。阳气下陷日久，其转归有二：一为阳气渐微，二为积阳不化、陷而郁热。前者则导致寒湿内凝，阴盛成形而导致肠道狭窄；后者则留薄下焦，遂成厥阴风动土下，风热窜动，热灼肉腐，形成穿透型。一项对法国克罗恩病患者的长期随访研究表明，最初诊断时70%的克罗恩病患者为炎症型，17%为狭窄型，13%为穿透型，10年后再次随访时，27%的炎症患者转成狭窄型，29%的炎症型患者转成穿透型。

六、三焦功能失常是造成多系统损害的基础

　　克罗恩病与一般的内科疾病不同，一般的内科疾病以单系统为主，比如胃痛、痞满的病位在胃，泄泻、痢疾的病位在肠，但克罗恩病包括了消化道症状（腹痛、腹泻、腹部包块、瘘管形成及肛周病变等）及全身表现（发热、营养障碍等）和肠外表现（皮肤病变、关节和骨骼病变、眼部病变、肝病变、血液系统病变、血管性病变、心肺病变、肾病变等），所以，到底本病的病位在何处以至于造成如此多处的损害呢？用三焦来认识克罗恩病的病位更符合克罗恩病的发病特点。

首先，三焦的范围比较广，涉及多个脏腑，《医学发明·三焦统论》曰："三焦，有名无形，主持诸气，以象三才之用。故呼吸升降，水谷往来，皆恃此以通达。是以上焦在心下，主内而不出。中焦在胃中脘，主腐熟水谷。下焦在脐下，主分别清浊，出而不内。统而论之，三才之用，本于中焦。中焦者，胃脘也，禀天五之冲气，阴阳清浊自此而分，十二经络自此而始。或不得其平，则寒热偏胜，虚实不同，荣卫涩滞，清浊不分，而生诸病。故曰气会三焦，手少阳脉通于膻中。膻中者，臣使之官，为气之海。审此，则知三焦者，冲和之本也。"

其次，三焦与人体正气的关系密切，《中藏经·论膀胱虚实寒热生死逆顺脉证之法》曰："三焦者，人之三元之气也，号曰中清之府，总领五脏六腑、营卫、经络、内外、左右、上下之气也。三焦通，则内外左右上下皆通也，其于周身灌体，和内调外，营左养右，导上宣下，莫大于此也。"《医学发明·六部所主十二经脉之图》曰："丙，三焦相火，父气也。无状有名。丁，命门包络，母气也。乃天元一气也。"《医学发明·十二经并胃气流注论》曰："以此考之，故知其血气流通相贯，未尝间断，终而复始，如环无端。不然，何以云流注也？然必始于中焦者，何也？扁鹊云：焦者，原也。人受天地之中医生，所谓冲气，其天五之气，始于中原，播于诸脉。"

最后，三焦病变与阳气下陷的病机相吻合，《脾胃论·三焦元气衰论》曰："《黄帝针经》云：上气不足，脑为之不满，耳为之苦鸣，头为之苦倾，目为之瞑。中气不足，溲便为之变，肠为之苦鸣。下气不足，则为痿厥心悗，补足外踝下留之。此三元真气衰惫，皆由脾胃先虚，而气不上行之所致也。加之以喜、怒、悲、忧、恐，危亡速矣。"

由此可见，克罗恩病的病位在三焦，三焦功能失常是克罗恩病多系统损害的病理基础。

综上所述，浊气（肠道微生物抗原/食物抗原）、禀赋不足（基因遗传因素）、脾胃虚弱（消化功能及肠道屏障受损）、环境因素（五运六气、地域及饮食结构）共同组成了克罗恩病的病因，并且各种病因相互影响过程中，又成为本病病机的一个组成部分，导致了肠黏膜免疫应答异常，浊气在体内衍生为湿（寒湿、湿热）、痰浊、气滞、血瘀、食积、寒凝、浊毒、郁火等病理产物，导致阳气下陷，三焦功能失常，发为本病。在这个过程中，先后天亏虚是克罗恩病发病的基础，阳气下陷是本病病机的核心，由浊气化生而来的湿（寒湿、湿热）、痰浊、气滞、血瘀、食积、寒凝、浊毒、郁火等病理产物影响三焦功能失常是本病病情反复、难以治愈的关键所在。根据以上认识，总结出克罗恩病的病因病机图（图 2-1）。

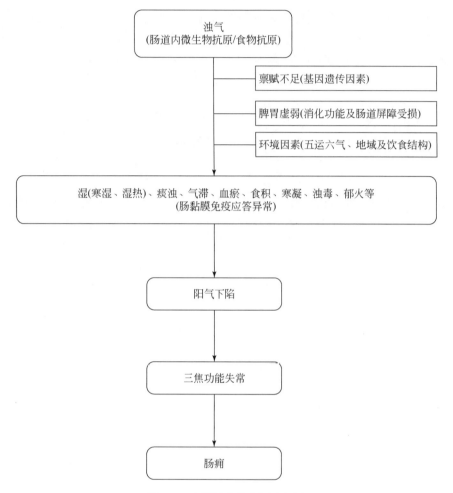

图 2-1　克罗恩病的病因病机图

第二节　基于补土理论的本病的治疗思路

　　克罗恩病从疾病发展特点来看，分为活动期（发作期）和缓解期，在疾病的发作期一般以标实为主，多为湿热或寒湿蕴结，气机阻滞，损伤肠络，病情重者，则肠腑闭结，气滞血瘀，治疗重在祛邪，以化湿分利、调气活血为主；此阶段基于补土理论的治疗优势并不明显，可参考第一章中的相关内容进行诊治。疾病缓解期，一般以正气亏虚为主，治疗重在扶正祛邪，以补脾化湿，或抑肝扶脾为主，此阶段基于补土理论的治疗优势比较明显，是本节论述的重点。

　　克罗恩病是一种病机特点十分复杂的疾病，虽然缓解期以正气亏虚为主，但由浊气化生而来的湿（寒湿、湿热）、痰浊、气滞、血瘀、食积、寒凝、浊毒、郁火等病理产物一直贯穿于疾病的始终，为何要以补土为主线进行治疗呢？这与中医对疾病的认识有关，《外科正宗·痈疽门》曰："凡疮溃脓之后，五脏亏损，气血大虚，外形虽似有余，而五内真实不足，法当纯补，乃至多生。但见已溃，时发热恶寒、脓多自汗作痛者，便进十全大补汤。但见虚热少睡，饮食不甘者，便进黄芪人参汤。但见皮寒虚热，咳嗽有痰者，便进托里清中汤。但见四肢倦怠，肌肉消瘦，面黄短气者，便进人参养荣汤。但见脓多，心烦少食，发躁不睡者，便进圣愈汤。但见脾亏气弱，身凉脉细，大便溏泄者，便进托里温中汤。但见饮食不甘，恶心呕吐者，便进香砂六君子汤。但见脾虚下陷食少，虚热间作者，便进补中益气汤。但见肾虚作渴，不能相制心火者，便进加减八味丸。仿此选用。盖托里则气血壮而脾胃盛，使脓秽自排，毒邪自解，死肉自溃，新肉自生，饮食自进，疮口自敛，若不务补托，而误用寒凉，谓之真气虚而益虚，邪气实而益实，多至疮毒内陷，脓多臭秽，甚则脉洪大渴，面红气短，此真气虚而死矣。"这种基于关键病机的中医外科认识论与基于辨证论治的中医内科认识论是有一定区别的，这种区别在于疾病的特点有所不同，而克罗恩病不仅仅存在腹泻、腹痛、便血等表现，还合并有肠内溃疡、肛瘘、肠瘘等外科的情况，所以，从中医外科的认识论角度来治疗本病更符合其疾病特点。这样的认识不仅是中医外科医家的观点，中医内科医家也有类似的认识，如李杲在《东垣试效方·疮疡门》中提到："疮疡及诸病，面赤虽伏大热，禁不得攻里，为阳气怫郁，邪气在经，宜发表以去之。故曰火郁则发之。虽大便数日不见，宜多攻其表以发散阳气，少加润燥之药以润之。如见风脉、风证，只可用发表风药，便可以通利得大便行也。若只干燥秘涩，尤宜润之，慎不可下也。"其在《活法机要·疮疡证》中更明确提出："治疮之大要，须明托里、疏通、行营卫之法。内之外者，其脉沉实，发热烦躁，外无焮赤，痛深于内，其邪气深矣，故先疏通脏腑，以绝其源；外之内者，其脉浮数，焮肿在外，形证外显，恐邪气极而内行，故先托里也；内外之中者，外无焮恶之气，内亦脏腑宣通，知其在经，当和营卫也。用此三法之后，虽未瘥，必无变证，亦可使邪气峻减而易痊愈。"

明确了整体的治疗方向后，就需要对具体的治疗方案进行选择，整体观及个性化治疗是中医的优势，辨证论治是整体观和个体化治疗的具体体现，所以分型论治的方法是目前中医主流的治疗方法，这种治疗方法能够比较好地兼顾各种病邪的偏重进行调整，但在临床实践过程中也存在着一定的问题。首先，"证"的概念是一个阶段性的概念，是基于就诊时患者的状态决定的，随着时间的推移，运气的变化，用药的更替，"证"是不断变化的，这种不断变化的"证"是真实的，客观的，可处理的，但不是稳定的，所以，对于一个要治疗数年乃至终身的疾病来说，在漫长的治疗过程中，根据"证"的变化就需要调整治疗的方药，这样，一个患者的方药就可能有数条、数十条乃至数百条之多，即使使用中医药的方法有效地控制了克罗恩病的发展，也无法确定是哪一条方药起了关键性的作用，更无法进行进一步的临床研究；其次，整体治疗是中医的优势之一，但患者在刻下所表现出来的证型不一定是这种疾病的主要矛盾和核心病机，比如患者在漫长的治疗周期中，可能会出现感冒、咽痛等急性疾病及高血压、心脏病、糖尿病、焦虑抑郁等慢性疾病引起的症状，对于患者来说，是希望医生同时解决所有的临床表现，作为医生来说，跟随症状的变化来调整治疗方案并不违背辨证论治的原则，但很有可能在漫长的治疗过程中，出现本末倒置的情况，因为相对而言，缓解期的克罗恩病的患者临床的症状并不突出，反而是其他疾病的临床症状表现得更为明显一些。

与单纯的辨证论治相比，将辨病与辨证相结合，更能适合克罗恩病诊治的实际情况，上海中医名家金寿山在其著作《金匮诠释·自序》中曰："能辨证而不识病，可谓只见树木不见森林，在诊断上缺乏全局观点，在治疗上会毫无原则地随证变法；当然只识病而不辨证，也就是只见森林不见树木……诊断上虚实不分，治疗上实实虚虚，损不足而益有余。"岳美中也指出要重视辨病，以了解各种疾病的发展规律，并提出"病者本也，体也；证者标也，象也；有病始有证，辨证方能识病，识病后可以施治"。

基于这样的考虑，在克罗恩病的治疗方法上，我们提出了"以病为纲，病症结合"的治疗思路。所谓以病为纲，就是抓住克罗恩病"阳气下陷"的核心病机，以脾胃为中心，以固脾升陷、化浊、解毒为基础，制订一个基本处方，然后根据个体化辨证，把除湿、化痰、温中、消积、理气、活血、清火等法融入方药之中，将病、证、症三者有机地结合起来，从而更好地指导临床的诊疗。

一、基于补土理论的本病的治疗方案

本方案主要用于克罗恩病维持缓解期，诱导缓解的方案参考第一章中治疗部分的相关内容。治疗方案的确定是以病机为基础的，所以本治疗方案，以升举脾气为核心，以扶助正气为根本，以化浊解毒为目标，然后根据临床上见到的主要表现及其病机，确定不同的加减方案，从而形成一个完善的病症结合体系，在临床诊治时，可以根据患者的实际情况对治疗进行调整，从而能够使其跟患者的中医证型更为契合。

（一）克罗恩病"病-证-症诊治体系"核心处方

1.核心处方：升陷固脾化浊解毒汤

药物包括黄芪、党参、白术、土茯苓、甘草、薏苡仁、连翘、金银花、当归、三七。

2. 核心处方方解

升陷固脾化浊解毒汤中以黄芪升举下陷之阳气，以四君子汤辅助虚弱之脾胃，以薏苡仁、土茯苓化浊毒，连翘、金银花宣透郁于营分的卫气兼以解毒，当归疏解营郁，三七活血祛瘀，使正气存内，邪不可干，身体之健康得以稳固。

（1）黄芪为本方之君药：阳气下陷是克罗恩病的核心病机，升举下陷之阳气是关键的治疗方法。所以，黄芪为本方中之君药。《神农本草经》记载："黄芪，味甘，微温。主痈疽久败疮，排脓止痛，大风，癫疾，五痔，鼠瘘，补虚，小儿百病。"从文中可看到，黄芪对于痈疽及疮疡有很好的治疗作用，这跟我们从肠痈治疗克罗恩病的思路比较吻合。对于黄芪治疗疮疡的作用，《医学启源·药类法象》的论述更为详细："黄芪，气温，味甘平，治虚劳自汗，补肺气，实皮毛，泻肺中火，脉弦、自汗。善治脾胃虚弱，疮疡血脉不行，内托阴证，疮疡必用之药也。《主治秘要》云：气温味甘，气薄味厚，可升可降，阴中阳也。其用有五：补诸虚不足一也。益元气二也。去肌热三也。疮疡排脓止痛四也。壮脾胃五也。又云：甘，纯阳，益胃气，去诸经之痛。"从文中可以看出，黄芪不仅能够治疗疮疡，而且可以补脾胃之虚，益人体之元气，托下陷之阳气，用于克罗恩病的治疗最为适合。

（2）四君子汤为本方之臣药：脾胃虚弱为克罗恩病的发病基础，故用四君子汤以补脾益气、健运脾胃。《医方考·卷五·痿痹门》中记载："阳明虚，宗筋失养，不能束骨而利机关，令人手足痿弱者，此方主之。阳明者，胃也。胃为土，土者万物之母。《周易》曰：至哉坤元，万物资生。若胃土一虚，则百骸失养，而绝其生气矣。故宗筋纵弛，不能束骨而利机关，令人手足痿弱。是方也，人参、甘草，甘温之品也，甘者土之味，温者土之气，故足以益阳明；白术、茯苓，燥渗之品也，燥之则土不濡，渗之则土不湿，故足以益脾胃。凡人大病之后，手足痿弱者，率是阳明虚也。能于胃而调养之，则继东垣之武矣。"方中用茯苓配白术一升一降，理顺中焦气机，炙甘草与人参均为甘和之药，中焦气机理顺，则甘药可为人体所用，甘能生脾，土曰敦阜，故可厚土而补益脾气之不足。

臣药详解：

1）人参：《神农本草经》记载，"人参，味甘，微寒。主补五脏，安精神，定魂魄，止惊悸，除邪气，明目，开心益智。久服轻身，延年。"张元素则认为人参偏温性，《医学启源·药类法象》曰："人参，气温味甘，治脾肺阳气不足，及肺气喘促，短气少气，补中缓中，泻肺脾胃中火邪，善治短气，非升麻为引用，不能补上升之气，升麻一分，人参三分，可为相得也。若补下焦元气，泻肾中之火邪，茯苓为之使。甘草梢子生用为君，善去茎中痛。或加苦楝，酒煮玄胡索为主，尤妙。《主治秘要》云：性温味甘，气味俱薄，浮而升，阳也。其用有三：补元气一也。止渴二也。生津液三也。"由此可见，人参不仅有补气益脾之功，尚有升浮之性，可助黄芪升举下陷之阳气。

考虑到人参价格比较昂贵，克罗恩病患者需要长期维持治疗，在临床使用时，也可用党参代人参。

2）党参：味甘，性平，归脾、肺经。有补中、益气、生津之功效，《本草从新》记载，党参"补中益气，和脾胃，除烦渴。中气微弱，用以调补，甚为平妥"。由此可见，对于克罗恩病这种需要长期治疗的疾病来说，四君子汤选用党参更为合适。

3）白术：《神农本草经》记载，"术，味苦温。主风寒湿痹，死肌，痉，疸，止汗，除热，消食，作煎饵。久服，轻身延年，不饥。"白术在治疗克罗恩病中的作用，首先是在补脾的基础上，祛除身体中的湿邪，《医学启源·脏气法时补泻法》认为："脾苦湿，急食苦以燥之，白术。"《医学启源·药类法象》也记载有："白术，气温味甘，能除湿益燥，和中益气，利腰脐间血，除胃中热。《主治秘要》云：性温味微苦，气味俱薄，浮而升阳也。其用有九：温中一也。去脾胃中湿二也。除脾胃热三也。强脾胃，进饮食四也。和脾胃，生津液五也。主肌热六也。治四肢困倦，目不欲开，怠惰嗜卧，不思饮食七也。止渴八也。安胎九也。"除祛湿外，白术尚有强健脾胃之用，《内外伤辨惑论·辨内伤饮食所用药所宜所禁》曰："白术者，本意不取其食速化，但久令人胃气强实，不复伤也。"

4）茯苓：《神农本草经》记载："茯苓，味甘，平。主胸胁逆气，忧恚，惊邪，恐悸，心下结痛，寒热，烦满咳逆，口焦舌干，利小便。久服养神，不饥延年。"茯苓有利小便之作用，首先可以助白术以祛湿，《医学启源·药类法象》曰："茯苓，气平味甘，止消渴，利小便，除湿益燥，利腰脐间血，和中益气为主。治小便不通，溺黄或赤而不利，如小便利，或数服之，则损人目；如汗多入服之，损元气，夭人寿。医言赤泻白补，上古无此说。《主治秘要》云：气性温味淡，气味俱薄，浮而升，阳也。其用有五：止泻一也。利小便二也。开腠理三也。除虚热四也。生津液五也。"但在使用的过程中也应该注意，若患者小便或汗出较多，身体津液不足时，不宜久服，以免损伤阴分，所以在临证之时当注意加减。

从以上论述可以看出，本药与克罗恩病的治疗衔接度不高，所以，以土茯苓代四君子汤中之茯苓以到达化湿解毒的目的。

5）土茯苓：味甘、苦，性微凉。归肺、脾、胃、膀胱经。土茯苓解毒作用明显，对于一切恶症、恶疮均有疗效，《本草正义》记载："土茯苓，利湿去热，能入络，搜剔湿热之蕴毒。其解水银、轻粉毒者，彼以升提收毒上行，而此以渗利下导为务，故专治杨梅毒疮，深入百络，关节疼痛，甚至腐烂，又毒火上行，咽喉痛溃，一切恶症。"克罗恩病总体来说，属于疮疡之证，其有茯苓祛湿之效，而比茯苓多了解毒之功，故用于克罗恩病更为合适。

6）甘草：《神农本草经》记载，"甘草，味甘，平。主五脏六腑寒热邪气，坚筋骨，长肌肉，倍力，金疮尰，解毒。久服轻身延年。"其解毒之功对于克罗恩病之浊毒有一定的治疗效果，但以生用为佳，所以本方案中的甘草与常规的四君子汤使用炙甘草不同，而是用生甘草代之。《医学启源·药类法象》曰："甘草，气味甘，生大凉，火炙之则温，能补三焦元气，调和诸药相协，共为力而不争，性缓，善解诸急，故有'国老'之称。《主治秘要》云：性寒味甘，气薄味厚，可升可降，阴中阳也。其用有五：和中一也。补阳气二也。调诸药三也。能解其大过四也。去寒邪五也。腹胀则忌之。又云：甘苦，阳中阴也，纯阳、养血、补胃。"此中性寒味甘者当指生甘草无疑，另外，在条文中也提到腹胀则忌之，以甘能助湿之故，所以如果患者湿邪较盛，舌苔厚腻者，当注意加减。

（3）薏苡仁、土茯苓化浊毒为佐药

1）薏苡仁：《神农本草经》记载薏苡仁："味甘，微寒。主筋急，拘挛不可屈伸，风湿痹，下气。久服轻身益气。其根下三虫。"最早用于治疗肠痈的方剂就是"薏苡附子败酱散"，《金匮要略·疮痈肠痈浸润病脉证并治》中曰："肠痈之为病，其身甲错，腹皮急，按之濡，如肿状，腹无积聚，身无热，脉数，此为腹内有痈脓，薏苡附子败酱散主之。"魏荔彤在《金匮要略方论本义·疮痈肠痈浸润病脉证并治》中解释道："薏苡下气则能排脓，附子微用，意在走肠中，曲屈之处可达，加以败酱草之咸寒以清积热……气通则痈结者可开，滞者可行……"《仁斋直指方论（附补遗）·卷之二十三·肠痈》中记载："薏苡汤（薏苡仁，牡丹皮，瓜蒌仁，桃仁），治肠痈，冷热证通用。"由此可见，薏苡仁有很好的清热排脓之效，可用于克罗恩病的治疗。

2）土茯苓：土茯苓详解见前文所述。

（4）连翘、金银花宣透郁于营分之卫气兼以解毒为佐药：疮疡之发，是由于营气不从，逆于肉理，故行营血之郁滞在疮疡之治疗中尤为重要。

1）连翘：《神农本草经》记载连翘，"味苦，平。主寒热，鼠瘘，瘰疬，痈肿，恶疮，瘿瘤，热结，蛊毒。"《医学启源·药类法象》认为："连翘，气平味苦，主寒热瘰疬，诸恶疮肿，除心中客热，去胃虫，通五淋。《主治秘要》云：性凉味苦，气味俱薄，轻清而浮升，阳也。其用有三：泻心经客热一也。去上焦诸热二也。疮疡须用三也。手搓用之。"可见，连翘可用于疮疡的治疗，而李杲对连翘情有独钟，其在《东垣试效方·疮疡门》中提到："连翘此一味，十二经疮药中不可无，乃结者散之，能散诸血结气聚，此疮之神药也。"

2）金银花：味甘，性寒，归肺、心、胃经。《本草正》认为："其性微寒，善于化毒。故治痈疽肿毒，疮癣，杨梅，风湿诸毒，诚为要药。毒未成者能散，毒已成者能溃。但其性缓，用须倍加或用酒煮服，或捣汁掺酒顿饮，或研烂拌酒厚敷。若治瘰疬上部气分诸毒，用一两许，时常煎服极效。"《辨证录·卷之十三·大肠痈门（三则）》中记载："金银花虽治毒而仍滋阴之药，为疮家夺命之物，军乃至仁至勇之师，又得参、术以补助其力，即散毒尤神。"对其评价颇高，而且本基础方剂中有党参、白术相配，则取其败毒之功。《青囊秘诀·下卷·大肠痈论》也记载："盖小肠之毒，必须内消，而内消之药舍金银花，实无他药可代。以他药消毒，均能损伤正气，而小肠之气断不可损伤，故必须以金银花为君药。"对于金银花的用量，《洞天奥旨·卷六·肠痈》的看法也是以大剂为好："肠痈必须内消，而火邪甚急而甚大，非杯水可救，必须大剂始效。然大剂败毒，恐伤元气，惟金银花败毒而又补阴，故可重用也，若少少用之，反无效矣。"

（5）当归疏解营郁为佐药：《神农本草经》中对当归的记载："味甘，温。主咳逆上气，温虐，寒热，洗在皮肤中。妇人漏下，绝子，诸恶疮疡、金疮。煮饮之。一名干归。生川谷。"所以从此段条文来看，当归可用于疮疡的治疗，对此，李杲也有类似的认识，其在《东垣试效方·药象气味主治法度》中提到："当归甘辛温，主癥癖，破恶血，妇人产后恶物上冲，去诸疮疡，疗金创恶血，温中润燥止痛。"现代医家多觉得疮疡，尤其是痈者以热为主，而当归偏温，有助热之嫌，多不敢轻易用之，其实治疗疮疡的仙方活命饮中就有用到当归尾，《古今名医方论》对仙方活命饮的评价是："此疡门开手攻毒之第一方也。经云：营气不从，逆于肉理。故痈疽之发，……因而血结痰滞，蕴崇热毒为患。治之之法，妙在通经之法，行血之滞，佐之以豁痰，理气解毒。"无当归则无法行血之滞，但此时用当归以归尾为最佳，《医学启源·药类法象》："当归，气温味甘，能和血补血，尾破血，身和血。《主治秘要》云：性温味辛，气厚味薄，可升可降，阳也。其用有三：心经药一也。和血二也。治诸病夜甚三也。又云：甘辛，阳中微阴，身和血，梢破血，治上治外，酒浸洗糖黄色，嚼之，大辛，可能溃坚，与菖蒲、海藻相反。又云：用温水洗去土，酒制过，或焙或晒干，血病须去芦头用。"特别强调了当归身与当归尾的不同，应当引起我们的重视。

（6）三七活血祛瘀为佐药：三七味甘、微苦，性温，归肝、胃经，有止血、化瘀、消肿、定痛之功。《本草纲目》记载："金不换，近时始出，南人军中用为金疮要药，云有奇功。又云：凡杖仆伤损，瘀血淋漓者，随机嚼烂，罨之即止；清肿者，即消散。若受杖时，先服一二钱，则血不冲心；杖后尤宜服之。产后服，亦良。大抵此药气味温，甘微苦，乃阳时，厥阴血分之药，故能治一切血病，与血竭相似。止血散血定痛，金刃箭伤、跌扑杖疮、血出不止者，嚼烂涂，或为末掺之，其血即止。亦主吐血衄血，下血血痢，崩中经水不止，产后恶血不下，血运血痛，赤目痈肿，虎咬蛇伤诸病。"有学者认为克罗恩病是以血管病变为基础发生的。血管改变主要为退行性或炎症性改变。血管退行性改变可造成血管腔狭窄。静脉改变为血管壁纤维组织或平滑肌的增生，造成不规则增厚、硬化，病变的血管周围可见炎性细胞浸润和肉芽肿形成。这种病理变化的特点与中医血瘀的认识非常相似，使用三七活血祛瘀对这种病理变化可能有干预作用。

（二）克罗恩病"病-证-症诊治体系"加减方案

加减方案是在升陷固脾化浊解毒汤的基础上，根据患者的临床症状群，梳理出相关的合并中医证型，并随之进行加减调整的系统，建立加减方案系统一方面保留了中医辨证论治的传统模式，使中医医生能够掌握和运用，另一方面以症状群概念来与合并的中医证型相对应，便于对中医不熟悉的西医医生参考使用。而二者之间的衔接以临床经验为基础，又符合中医对疾病的认识论，从而保证了临床的疗效。

1. 克罗恩病"病-证-症诊治体系"加减方案简介

克罗恩病"病-证-症诊治体系"加减方案简介参见表 2-1。

表 2-1　克罗恩病"病-证-症诊治体系"加减方案简介

合并中医证型	症候群	加减药物
脾气虚	腹部隐痛，喜按，疲倦乏力，食欲不振，大便稀烂，舌淡，或有齿印，苔薄白，脉弱	加莲子、芡实
脾气下陷	疲倦乏力气短，劳累后加重，便后明显，久坐起立时头晕，肛门下坠感，舌淡，苔薄白，脉沉	加升麻、柴胡
肝郁脾虚	症状与情绪有关，腹痛即泻，泻后痛减，疼痛以绞痛为主，痛无定处，大便偏烂，胸胁胀痛，肠鸣，舌淡，苔薄白，脉弦	加白芍、桔梗
寒湿	腹部喜温畏寒，大便稀烂如水状，身体困重，腹部有胀满感，舌淡，苔白腻，脉濡	加苍术、炒白扁豆
湿热	大便泻下臭秽或夹鲜血，腹痛明显，肛门灼热疼痛，口苦口黏，小便短赤，肠鸣，恶心纳呆，舌红，苔黄厚腻，脉濡数	以便血为主者加白头翁、秦皮、黄连，无便血者加黄芩、黄连；本型热较盛，在基础方中须去黄芪，将党参改为太子参
痰饮	大便有脓液，腹胀痛、便前明显、便后好转，腹部可见包块，头目沉重，胸闷脘痞，纳少腹胀，舌淡，苔白腻，脉濡滑	加瓜蒌、浙贝母
肾阳虚	以夜间及黎明腹泻为主，精神疲倦，四肢发凉，腰酸，多尿，尤其夜尿多，舌淡，苔白，脉沉	加补骨脂、肉豆蔻
食滞	嗳腐吞酸，大便臭秽，泻下不爽，大便中有不消化食物，舌苔厚腻，脉滑	加槟榔、神曲，若用药后腹泻加重改为炒山楂、炒麦芽、鸡内金
气滞	腹部胀满，嗳气及矢气后好转，苔薄白，脉弦	单纯气滞者加木香、砂仁，气滞并见心烦、失眠者加郁金、川楝子，气滞并见腹部喜温喜暖者加乌药、草果

合并中医证型	症候群	加减药物
血瘀	腹部有包块，腹痛，痛处固定，舌暗，舌底脉络纡曲，脉细或涩	先加失笑散（蒲黄、五灵脂），无效者加桃仁、红花，无效者加乳香、没药，再无效者加三棱丸（三棱、莪术）
浊毒	虽然临床症状稳定，但生化检查发现红细胞沉降率、C反应蛋白下降缓慢或者不降反升，说明炎症反应控制得不理想	可于下药中选择两味加入基本方中：半枝莲、白花蛇舌草、红藤、败酱草、鸡屎藤、漏芦
血虚	面白无华、女性月经量少、男性疲倦乏力、心慌、睡眠不佳，舌淡，脉细	加熟地黄、大枣
阴虚	头晕眼花、口干欲饮、失眠多梦、大便干燥难排，舌偏红，苔少而干，脉细	大便干燥者加麦冬、鳖甲，大便不干燥者加枸杞子、山药
血热	大便有鲜血，舌红，舌上有红点，脉滑或数	加仙鹤草、槐花

2. 克罗恩病"病-证-症诊治体系"加减方案药物详解

（1）脾气虚者，症见腹部隐痛，喜按，疲倦乏力，食欲不振，大便稀烂，舌淡，或有齿印，苔薄白，脉弱；加莲子、芡实。

脾胃虚弱是克罗恩病的发病基础，因此，对于脾胃虚弱的治疗在基本方中已经给予了很大的关注；但对于慢性患者，尤其是慢性稳定期的患者，有时炎症指标正常，肠镜下的黏膜表现也处于愈合期的表现，但时有腹痛（以隐痛为主）及腹泻的情况，尤其以进食不慎后易出现，这是因为除病情影响外，患者本身体质也存在着脾虚失运的问题，这时可加莲子、芡实以固脾。

1）莲子：《神农本草经》记载：莲子"味甘，平。主补中，养神，益气力，除百疾。久服轻身，耐老，不饥，延年。"《本草纲目》记载莲子肉"交心肾，厚肠胃，固精气，强筋骨，补虚损，利耳目，除寒湿，止脾泄、久痢、赤白浊，女人带下崩中诸血病"。在莲子的作用阐述中，李时珍认为："盖莲之味甘气温而性啬，禀清芳之气，得稼穑之味，乃脾之果也。"莲子味甘而涩，能止腹泻，但有能祛湿而不敛邪之效，对于脾虚久泻之克罗恩病患者最为适宜。

2）芡实：《神农本草经》记载："味甘，平。主湿痹，腰背膝痛，补中，除暴疾，益精气，强志，令耳目聪明。久服，轻身，不饥，耐老，神仙。"《本草纲目》中记载："仙方取此合莲实饵之，甚益人。"这里的益人，当指对脾胃有益而言。本条文之加减，也源于此。

（2）脾气下陷者，症见疲倦乏力气短，劳累后加重，便后明显，久坐起立时头晕，肛门下坠感，舌淡，苔薄白，脉沉；加升麻、柴胡。

克罗恩病患者多伴有肛周病变，所以肛门下坠是比较常见的临床症状，尤其以病程比较长的患者多见，其原因与脾气下陷有关，疲倦、乏力、气短，劳累后加重，便后明显，是脾虚的表现，而久坐起立时头晕及肛门下坠感，则是清阳不升之表现，《脾胃论·随时加减用药法》曰："清气在阴者，乃人之脾胃气衰，不能升发阳气，故用升麻、柴胡助辛甘之味，以引元气上升，不令飧泻也。"

1）升麻：《神农本草经》记载："味甘辛，主解百毒，杀百老物殃鬼，辟温疾，障，邪毒蛊。"升麻善清阳明热毒，善引清阳之气上升。克罗恩病气虚下陷，运用升麻配伍黄芪、柴胡可升举阳气，配伍人参可补气健脾，《东垣试效方·药象气味主治法度》曰："升麻，苦平微寒，此足阳明胃、足太阴脾行经药也。若补脾胃，非此药为引用，行其本经，不能补此二经。"热毒蕴于胃肠，溃疡瘘管内生，运用升麻配伍黄连、金银花可清热解毒。《医学启源·药类法象》认为："《主治秘要》云：性温味辛，气味俱薄，浮而升，阳也。其用有四：手足阳明引经一也。升阳于至阴之下二也。阳明经分头痛三也。去风邪在皮肤及至高之上四也。又云：甘苦，阳中之阴，脾痹非升麻不能除。"

2）柴胡：《神农本草经》记载：柴胡"味苦，平。主心腹，去肠胃中结气，饮食积聚，寒热邪气。推陈致新。久服轻身，明目，益精。"《医学启源·药类法象》曰："柴胡，气味平，微苦，除虚劳烦热，解散肌热，去早晨潮热，此少阳、厥阴引经药也。妇人产前产后必用之药也。善除本经头痛，非他药所能止。治心下痞，胸膈中痛。《主治秘要》云：味微苦，性平微寒，气味俱轻，阳也，升也，少阳经分药，能引胃气上升，以发散表热。又云：苦为纯阳，去寒热往来，胆痹非柴胡梢不能除。"所以柴胡与升麻配合可升举下陷之脾胃之气，缓解肛门下坠感。

（3）肝郁脾虚者，症状与情绪有关，症见腹痛即泻，泻后痛减，疼痛以绞痛为主，痛无定处，大便偏烂，胸胁胀痛，肠鸣，舌淡，苔薄白，脉弦；加白芍、桔梗。

克罗恩病属于罕见疑难疾病，患者对本病的认知度不高，所以会出现担心的情绪，本病病程较长，而且目前无有效的治愈方法，如果在治疗的过程中出现了病情的反复，很容易造成情绪的波动，从而产生腹部疼痛，呈阵发性发作，腹痛即泻，泻后痛减，以绞痛为主，痛无定处的临床表现，从现代医学认识，考虑此与肠痉挛有关，从中医学的角度认识，比较符合"善行而数变"的厥阴风动的特点，此时治疗当以息风止痛为要。

1）芍药：《神农本草经》记载：芍药"味苦，平。主邪气腹痛，除血痹，破坚积，寒热，疝瘕。止痛，利小便，益气。"可见芍药有很好的柔肝止痛之效，对于芍药治疗腹痛的功效，李杲有更为详尽的说明，并且注明了加减的方法，《东垣试效方·药象气味主治法度》曰："白芍药，酸微寒，补中焦之药，得炙甘草为辅，治腹中疼之圣药也。如夏中热腹疼，少加黄芩，其痛立止。若病人春、夏、秋三时腹疼，亦少加黄芩。若恶寒腹疼，只少加肉桂一钱，白芍药三钱，炙甘草一钱半，此三味为治寒腹疼，此仲景神品药也。如深秋腹疼，更加桂二钱，如冬月大寒腹中冷痛，加桂作二钱半，水二盏，煎服。"

2）桔梗：《神农本草经》记载：桔梗"味辛，微温。主胸胁痛如刀刺，腹满，肠鸣幽幽，惊恐悸气。"后世对桔梗多从肺来认识，如《医学启源·药类法象》认为："桔梗，气微温，味辛苦，治肺，利咽痛，利肺中气。《主治秘要》云：味凉而苦，性微温，味厚气轻，阳中阴也，肺经之药也。利咽嗌胸膈，治气。以其色白，故属于肺，此用色之法也。乃散寒呕，若咽中痛，非此不能除。又云：辛苦，阳中之阳，谓之舟楫，诸药中有此一味，不能下沉，治鼻塞。"但如果从《神农本草经》的原文来看，桔梗有很好的止腹痛的作用，而且还可以治疗"惊恐悸气"，这与情志问题引起的消化道症状非常吻合，因此，桔梗也是本证型的可选药物之一。

（4）寒湿者，症见腹部喜温畏寒，大便稀烂如水状，身体困重，腹部有胀满感，舌淡，苔白腻，脉濡；加苍术、炒扁豆。

湿邪是克罗恩病病理产物中最为多见的，也是造成克罗恩病患者食欲不振及腹泻的主要病理产物，湿邪阻滞经络，就会出现身体困重，湿为阴邪，故见腹部喜温畏寒，湿邪阻滞气机，故见腹部有胀满感，苔腻是湿邪的表现。湿邪为患，当加除湿之品以祛除湿邪，使脾胃健运。

1）苍术：《神农本草经》记载："术，味苦温。主风寒湿痹，死肌，痉，疸，止汗，除热，消食，作煎饵。久服，轻身延年，不饥。"可见苍术善于祛除经络之湿，对于克罗恩病因湿所致身体困重者有效，《本草纲目》就有"大风痹，筋骨软弱，散风除湿解郁。汁酿酒，治一切风湿筋骨痛"的记载。李杲也认为，虽然苍术有燥脾祛湿之效，但仍以除表湿为主，《东垣试效方·药象气味主治法度》曰："苍术，甘温，主治与白术同，若除上湿发汗，功最大；若补中焦、除湿，力小不如白术。"对于克罗恩病患者因湿所致的腹泻，苍术、白术同用可以起到较好燥湿止泻效果。

2）白扁豆：《本草纲目》记载："白扁豆，其子充实，白而微黄，其气腥黄，其气腥香，其性温平，得乎中和，脾之谷也。入太阴气分，通利三焦，能化清降浊，故专治中宫之病，消暑除湿而解毒也。止泄痢，消暑，暖脾胃，除湿热，止消渴。"可见扁豆有除湿之效，止泻之功。扁豆炒用则增加其祛寒散湿之力。

（5）湿热者，症见大便泻下臭秽或夹鲜血，腹痛明显，肛门灼热疼痛，口苦口黏，小便短赤，肠鸣，恶心纳呆，舌红，苔黄厚腻，脉濡数；以便血为主者加白头翁、秦皮、黄连，无便血者加黄芩、黄连；本型热较盛，在基础方中须去黄芪，将党参改为太子参。

湿热证一般见于急性期，在缓解期并不多见，但对于病情容易反复的患者来说，也可能出现在病情反复的时候，这种情况下，就需要根据虚实寒热的比例对用药进行调整，如果仅仅是在脾虚的基础上兼夹有湿热者，可以在基础方上进行加减，如果湿热情况比较明显，就需要减少补气药物，因"气有余即是火"，如果以湿热为主，脾虚的基础不明显的时候，就需要参考第一章中的内容给予白头翁汤或者大黄黄连泻心汤加减。

湿热伤及血分，则见大便带有鲜血，肛门灼热疼痛，口苦口黏，此时当以清热凉血之品，白头翁、秦皮、黄连是基于白头翁汤的加减，《伤寒论·辨厥阴病脉证并治》中有"热利下重者，白头翁汤主之"，"下利欲饮水者，以有热故也，白头翁汤主之"，可见白头翁汤对于湿热导致的便脓血疗效较好。

1）白头翁：《神农本草经》记载："主温疟，狂易，寒热，癥瘕积聚，瘿气，逐血，止痛，金疮。"白头翁，味苦，性寒，归大肠经。清热解毒、凉血止痢，热毒蕴结肠道，熏灼肠道气血，酿为脓血，故见泻下脓血，热毒蕴结肠道，气滞不通，则腹痛、里急后重，热毒下注，则肛门灼热，治疗克罗恩病运用此药主要是清热解毒、凉血止血，常与秦皮相配伍。

2）秦皮：《神农本草经》记载："味苦，微寒。主风寒湿痹，洗洗寒气。除热，目中青翳，白膜。久服，头不白，轻身。"秦皮味苦、涩，性寒，归大肠、肝、胆经。有清热解毒之功，热毒蕴结肠道，气滞不通，传导失常，则泄泻、里急后重，治疗克罗恩病运用此药主要清热解毒，若腹泻伴有黏液脓血，秦皮配伍白头翁可清热解毒、凉血止血。

3）黄连：《神农本草经》记载："黄连，味苦，寒。主热气目痛。眦伤泣出，明目，肠澼，腹痛，下利，妇人阴中肿痛。久服，令人不忘。"所以黄连对于克罗恩病患者由于湿热引起的便血及腹痛、腹泻都有治疗的作用。《医学启源·药类法象》曰："黄连，气寒味苦，泻心火，除脾胃中湿热，治烦躁恶心，郁热在中焦，兀兀欲吐，心下痞满，必用药也，仲景治九种心下痞，五等泻心汤皆用之。《主治秘要》云：性寒味苦，气味俱厚，可升可降，阴中阳也。其用有五：泻心热一也。去上焦火二也。诸疮必用三也。去风湿四也。赤眼暴发五也。去须用。"诸疮必用之说与克罗恩病肠痈的特点也比较符合。

湿热伤及气分，则见口苦口黏，小便短赤，肠鸣，恶心纳呆，舌红，苔黄厚腻，脉濡数，湿热伤及少阳气分，则加黄芩，伤及阳明气分，则加黄连。湿热伤及血分亦须加黄连。

4）黄芩：《神农本草经》记载："黄芩，味苦，平。主诸热，黄疸，肠澼，泄痢，逐水，下血闭。恶疮，疽蚀，火疡。"可见黄芩不仅能够清解少阳郁火，还能治疗疮疡及泻痢，因此，对于克罗恩病患者的腹痛、腹泻、便血、肠道溃疡都有一定的帮助。《医学启源·药类法象》曰："黄芩，气寒，味微苦，治肺中湿热，疗上热目中肿赤，瘀血壅盛，必用之药，泻肺中火邪，上逆于膈上，补膀胱之寒水不足，乃滋其化源也。《主治秘要》云：性凉，味苦甘，气厚味薄，浮而降。阳中阴也。其用有九：泻肺经热一也。夏月须用二也。去诸热三也。上焦及皮肤风热风湿四也。妇人产后，养阴退阳五也。利胸中气六也。消膈上痰七也。除上焦及脾诸湿八也。安胎九也。单制、二制、不制，分上中下也。又云：苦，阴中微阳，酒炒上行，主上部积血，非此不能除。肺苦气上逆，急食苦以泄之，正谓此也。"

（6）痰饮者，症见大便有脓液，腹胀痛、便前明显、便后好转，腹部可见包块，头目沉重，胸闷脘痞，纳少腹胀，舌淡，苔白腻，脉濡滑；加瓜蒌、浙贝母。

腹部胀痛，便前明显，便后好转，是实证的表现，若见大便有脓液，多数是痰邪为患，痰为有形实邪，故可见腹部包块；痰扰清窍，则见头目沉重；痰阻胸中，则见胸闷脘痞。舌淡、苔白腻、脉濡滑均为痰阻之象，当以化痰为主。

1）瓜蒌：《本草纲目》记载：瓜蒌"苦，寒，无毒。润肺燥，降火，治咳嗽，涤痰结，利咽喉，止消渴，利大肠，消痈肿疮毒。"瓜蒌对于疮疡的作用古人早有认识，宋代的《仁斋直指方论》中记载了治疗肠痈的四圣散，主要成分就是瓜蒌、粉草、没药、乳香。明代的《简明医彀》中记载的治疗肠痈的薏苡仁汤及神效瓜蒌散都有瓜蒌。

2）浙贝母：《本草正》记载：浙贝母"大治肺痈肺痿，咳喘，吐血，衄血，最降痰气，善开郁结，止疼痛，消胀满，清肝火，明耳目，除时气烦热，黄疸淋闭，便血溺血；解热毒，杀诸虫及疗喉痹，瘰疬，乳痈发背，一切痈疡肿毒，湿热恶疮，痔漏，金疮出血，火疮疼痛，较之川贝母，清降之功，不啻数倍。"浙贝母味苦，性寒，归肺、心经。有清热化痰、散结消痈之功，痰湿、浊毒等湿邪蕴结肠道，郁于肉理之中，日久则化热，热胜则肉理腐烂，肉腐则成脓，痈久则成疽，见腹痛腹泻，腹中包块。克罗恩病主要运用的是此药的清热散结、消痈止痛功能。

（7）肾阳虚者，症见以夜间及黎明腹泻为主，精神疲倦，四肢发凉，腰酸，多尿，尤其夜尿多，舌淡，苔白，脉沉；加补骨脂、肉豆蔻。

补骨脂、肉豆蔻合方为二神丸，《饲鹤亭集方》认为本方可治疗"火衰不能生土，脾胃虚寒，食少泻痢，腰痛脾泻，屡投补剂不应者"。克罗恩病患者虽然以脾虚为主，但疾病日久，子病及母，会导致肾中火衰，此时单补脾胃，腹泻难止，须从补火生土之法治之。

1）补骨脂：《本草纲目》记载：补骨脂"辛，大温，无毒。主治五劳七伤，风虚冷，骨髓伤败，肾冷精流，及妇人血气堕胎。男子腰痛，膝冷囊湿，逐诸冷痹顽，止小便，利腹中冷。治肾泄，通命门，暖丹田，敛精神。"李时珍在对本药的"发明"中提到："济生二神丸，治脾胃虚寒泄泻，用破故纸补肾，肉豆蔻补脾。"所以，对于克罗恩病有腹泻的患者，如果使用常规的健脾祛湿止泻之品无效时，可以加用补骨脂和肉豆蔻。

2）肉豆蔻：《本草纲目》记载：肉豆蔻"辛，温，无毒。主治温中，消食止泄，治积冷心腹胀痛，霍乱中恶，鬼气冷疰，呕沫冷气，小儿乳霍。暖肠胃，固大肠。"与补骨脂同用则可治疗脾肾阳虚之泄泻。

（8）食滞者，症见嗳腐吞酸，大便臭秽，泻下不爽，大便中有不消化食物，舌苔厚腻，脉滑；加槟榔、神曲，若用药后腹泻加重改为炒山楂、炒麦芽、鸡内金。

克罗恩病合并有狭窄的患者，多会出现大便泻下不爽的感觉，中医学认为此种情况属于"滞下"，嗳腐吞酸、大便臭秽是食滞证的特征性症状，苔厚腻、脉滑也是食滞的特征性的舌脉改变；饮食内停，有消导之不同，所谓消，指的是内消，是使积滞通过脾胃的运化而得以利用的过程，所谓导，指的是外导，是使积滞排出体外的过程，滞下之证当用"通因通用"之法，故用槟榔、神曲以通利肠胃、导积滞外出。但克罗恩病患者大多存在脾虚的体质，若通利太过，反伤脾胃，致腹泻加重，此时当改导为消，改用炒山楂、炒麦芽、鸡内金等内消为主的药物。

1）槟榔：《本草纲目》记载：槟榔"苦，辛，温，涩，无毒。消谷逐水，除痰澼，杀三虫，去伏尸，治寸白。主贲豚膀胱诸气，五膈气，风冷气，脚气，宿食不消。"《医学启源·药类法象》曰："槟榔，气温味辛，治后重如神，性如铁石之沉重，能坠诸药至于下。《主治秘要》云：性温，气味苦，气薄味厚，沉而降，阴中阳也。其用破滞气下行。又云：辛，纯阳，破滞气，泄胸中至高之气。"所以槟榔不仅能够消食积，还可以通气机，对于克罗恩病伴有肠腔狭窄的患者出现的泻下不爽及腹部胀满都有很好的疗效。但其下气、破气之力甚强，这也是可能出现腹泻的原因。

2）神曲：《本草纲目》记载：神曲"甘，辛，温，无毒。化水谷宿食，症结积滞，健脾暖胃。养胃气，治赤白痢。消食下气，除痰逆霍乱，泄痢胀满诸疾。"《医学启源·药类法象》曰："神曲，气暖味甘，消食，治脾胃食不化，须用于脾胃药中少加之。《主治秘要》云：辛，阳，益胃气。炒黄色用。"《药性论》认为可"化水谷宿食，症结积滞，健脾暖胃"。与槟榔相比，神曲力稍缓，但也有下气之功。所以将此两味药物先用，也是希望它们既能改善食滞的症状，又能同时消除因不全梗阻带来的腹部胀满的感觉。

3）山楂：《本草纲目》记载：山楂"酸，甘，微温。化饮食，消肉积癥瘕，痰饮痞满吞酸，滞血痛胀，化血块气块，活血。"山楂能消食化滞，可解食滞，又味酸，酸有收敛之性，所以在消导的同时不会加重腹泻的症状，而且山楂有一定的活血作用，可与三七配合增强活血的效果。

4）麦芽：《药性论》记载：麦芽"消化宿食，破冷气，去心腹胀满。"麦芽味甘，性平，归脾、胃、肝经。具有行气消食、健脾开胃、退乳消胀功效，麦芽药性平和，消食力较缓，所以不作为首选，但在患者不耐受消导药物时是不错的选择。

5）鸡内金：《本草纲目》记载，鸡内金"甘，平，无毒。泄痢，小便频遗。治小儿食疟，疗大人淋漓反胃，消酒积，主喉闭乳蛾，一切口疮，牙疳诸疮。"鸡内金具有运脾消食、固精止遗、化坚消石的功效。但药性平和，属于内消之品。

（9）气滞者，症见腹部胀满，嗳气及矢气后好转，苔薄白，脉弦；单纯气滞者加木香、砂仁，气滞并见心烦、失眠者加郁金、川楝子，气滞并见腹部喜温喜暖者加乌药、草果。

各种病理产物均会阻滞气机运行，而出现气机郁滞的情况，克罗恩病患者也比较容易出现情绪的抑郁，导致肝气郁结。肝主疏泄，疏泄不及，横逆犯脾，则导致腹部胀满，嗳气及矢气较多，肝郁化火，则见心烦、失眠，若由于寒凝引起的气滞则见腹部喜温喜暖。

1）木香：《神农本草经》记载："味辛。主邪气，辟毒疫温鬼，强志，主淋露。久服不梦寤魇寐。"单从条文上可以看出，木香有改善睡眠的作用，对气机郁滞所致的失眠多梦有调节的作用；而张元素比较看重木香的调气之用，《医学启源·药类法象》曰："木香，气味辛苦，除肺中滞气，若疗中下焦气结滞，须用槟榔为使。《主治秘要》云：性热味辛苦，气味俱厚，沉而降，阴也。其用，调气而已。又曰：辛，纯阳，以和胃气。"对于克罗恩病的治疗来说，使用木香主要的目的在于调整气机，消胀除满。

2）砂仁：《药性本草》记载："主冷气腹痛，止休息气痢，劳损。消化水谷，温暖脾胃。"砂仁对于胃气的郁结有很好的治疗作用。《医学启源·药类法象》曰："缩砂仁，气温味辛，治脾胃气结滞不散，主虚劳冷泻，心腹痛，下气消食。"砂仁多与木香搭配使用，而且砂仁对健运脾胃也有一定的作用。

3）郁金：《本草纲目》记载：郁金"辛，苦，寒，无毒。主血积下气，生肌止血，破恶血，血淋尿血，金疮。单用，治女人宿血气心痛，冷气结聚，温醋摩服之。"可见郁金除能行气之外，还能调畅情志，对因情志失调导致的气滞有很好的治疗作用。

4）川楝子：《医学启源·药类法象》："川楝子气寒，味苦平，主伤寒大热烦躁，杀三虫疥疡，通利大小便之疾。《主治秘要》云：入心，止下部腹痛。"所以川楝子可治疗肝郁化火的心烦。

5）乌药：《本草纲目》记载："乌药辛温香窜，能散清气。故《局方》治中风中气诸证，用乌药顺气散者，先疏其气，气顺则风散也。严用和《济生方》治七情郁结，上气喘急，用四磨汤者，降中兼升，泻中带补也。其方以人参、乌药、沉香，槟榔各磨汁七分合煎，细细咽之。《朱氏集验方》治虚寒小便频数，缩泉丸，用益智子等份为丸服者，取其通阳明、少阴经也。中气、脚气、疝气、气厥头痛、肿胀喘急，止小便频数及白浊。乌药，下通少阴肾弱，上理脾胃元气，故丹溪补阴丸药中，常加乌药叶也。"乌药味辛，性温。归肺、脾、肾、膀胱经。具有行气止痛、温肾散寒的功效。乌药辛开温散，善于疏通气机，能顺气畅中，散寒止痛。用于寒郁气滞所致痛证。克罗恩病运用此药的主要目的是顺气畅中，散寒止痛。

6）草果：《宝庆本草折中》记载：草果"主温中，去恶气，止呕逆，定霍乱，消酒毒，快脾暖胃。"草果味辛，性温，归脾、胃经。有燥湿、温中、化浊之功，寒湿、痰浊困脾，耗伤阳气，使中焦阳气不足，温煦失职，则腹泻，腹部冷痛，克罗恩病以此药主要用于温阳散寒止痛，若腹痛腹凉，得温痛减，与乌药等同用可以达到温阳散寒、行气止痛之效。

（10）血瘀者，症见腹部有包块，腹痛，痛处固定，舌暗，舌底脉络纡曲，脉细或涩。先加失笑散（蒲黄、五灵脂），无效者加桃仁、红花，无效者加乳香、没药，再无效者加三棱丸（三棱、莪术）。

肠腔狭窄是克罗恩病常见的情况，一般会表现为腹部疼痛，在狭窄的口侧出现扩张而表现出较软或者较韧的包块，中医学认为此与血瘀的关系密切，在本书第一章中也记录有文献报道，使用活血祛瘀药物后肠腔狭窄的情况有所改善。

1）失笑散：《外科正宗·肠痈论》记载："治产后心腹绞痛欲死，或血迷心窍，不省人事，及寻常腹内瘀血或积血作痛。又妇人血气为病作痛之圣药也，及治男子诸疝疼痛不已者。"可见本方对血瘀引起的腹痛有很好的缓解效果。

蒲黄：《神农本草经》记载："蒲黄，味甘，平。主心、腹、膀胱寒热，利小便，止血；消瘀血。"《本草纲目》记载：蒲黄"甘，平，无毒。活血凉血，止心腹诸痛。"所以，对于克罗恩病狭窄引起的腹痛有很好的止痛效果。

五灵脂：《本草纲目》记载：五灵脂"甘，温，无毒。止妇人经水过多，赤带不绝，胎前产后血气诸痛，男女一切心腹、胁肋、少腹诸痛，疝痛，血痢肠风腹痛，身体血痹刺痛。"所以对于克罗恩病狭窄引起的腹痛也有很好的止痛效果。

2）桃仁：《本草纲目》记载：桃仁"苦，甘，平，无毒。止咳逆上气，消心下坚硬，除卒暴出血，通月水，止心腹痛。"从描述中可以看出，桃仁不仅能活血止腹痛，还能除心下硬满，所以其不仅能够止痛，对不全梗阻也有一定的缓解作用。

3）红花：《本草纲目》记载："血生于心包，藏于肝。属于冲任，红花汁与之同类，故能行男子血脉，通女子经水。多则行血，少则养血。"由此可见，红花止痛散结之力不强，主要起到辅助桃仁的作用。

4）乳香：《本草纲目》记载：乳香"微温，无毒。下气益精，补腰膝，治肾气，止霍乱，冲恶中邪气，心腹痛疰气。补肾，定诸经之痛。消痈疽诸毒，托里护心，活血定痛伸筋。"有些克罗恩病患者服用乳香后会出现腹泻的情况，这与乳香的下气作用有关，但腹泻后患者没有疲倦感，而且腹部疼痛会有所好转，所以，乳香不仅有活血的作用，也有很好的止痛作用，而且对不全梗阻也有一定的缓解作用。

5）没药：《本草纲目》记载：没药"苦，平，无毒。破血止痛，疗金疮杖疮，诸恶疮痔漏，卒下血，目中翳晕痛肤赤。散血消肿，定痛生肌。"李时珍在没药的"发明"中强调："乳香活血，没药散血，皆能止痛消肿生肌。故二药每每相兼而用。"

以上诸药均有活血之功，不过偏于平和，除没药外，均以活血为主，如果需要较长时间的使用，较为妥当，但缓着力微，难起沉疴，所以，如果使用上述药物无效者，当以破血之品，如三棱、莪术之类，但破血之品，性烈势猛，不堪久服，若症状改善，当逐渐调整至平稳之剂为宜。

6）三棱丸：三棱丸方（三棱、莪术）出自清代姚俊所著的《经验良方》，常用于治疗由于气滞血瘀所致的瘀血经闭、停经腹痛、癥瘕积聚等症。在本书第一章中也曾提到，现代研究发现，与单纯使用硫唑嘌呤相比，与三棱丸联合使用，对肠道狭窄的改善更为有效。其疗效与治疗血小板活化相关。

三棱：《医学启源·药类法象》记载："京三棱气平味苦，主心膈痛，饮食不消，破气，治老癖癥瘕结块，妇人血脉不调，心腹刺痛。《主治秘要》云：味苦，阴中之阳，破积气，损真气，虚人不用。"《本草纲目》记载："苦，平，无毒。主治老癖癥瘕，积聚结块，产后恶血血结，通月水，坠胎，止痛利气。通肝经积血，治疮肿坚硬。"李时珍在三棱的"发明"中说："三棱能破气散结，故能治诸病。其功可近于香附而力峻，故难久服。"所以三棱在止痛方面的优势并不如前面所提到的活血药物明显，但其有破血散结之功，这是前面提到的活血药物所不具备的，所以其治疗腹痛的机理应该是改善了肠腔狭窄的结果。

莪术：《本草纲目》记载：莪术"苦，辛，温。无毒。主治心腹痛，中恶疰忤鬼气，霍乱冷气，吐酸水，解毒，食饮不消，酒研服之。治一切气，开胃消食，通月经，消瘀血，止扑损痛下血，及内损恶血。"李时珍在本药的"发明"中说："古方不见用者。今医家治积聚诸气，为最要之药。"与三棱相比，莪术破血消积之力不足，而偏于消聚气，同时有消食导滞之功，又有活血解毒之用，所以，与三棱配合，可以起到较好的活血化瘀、消聚散积、行气消滞的效果。

（11）浊毒者，虽然临床症状稳定，但生化检查发现红细胞沉降率、C反应蛋白下降缓慢或者不降反升，说明炎症反应控制的不理想；可于下药中选择两味加入基本方中：半枝莲、白花蛇舌草、红藤、败酱草、鸡屎藤、漏芦。

1）半枝莲：《中华本草》记载：半枝莲"清热，解毒，散瘀，止血，定痛。治吐血，衄血，血淋，赤痢，黄疸，咽喉疼痛，肺痈，疔疮，瘰疬，疮毒，癌肿，跌打刀伤，蛇咬伤。"本品味辛、甘、微苦，性凉。归肺、肝、肾经。具有清热解毒、散瘀止血止痛之功。

2）白花蛇舌草：《中药大辞典》记载：白花蛇舌草"清热，利湿，解毒。治肺热喘咳，扁桃体炎，咽喉炎，阑尾炎，痢疾，尿路感染，黄疸，肝炎，盆腔炎，附件炎，痈肿疔疮，毒蛇咬伤，肿瘤。亦可用于消化道癌症。"本品味微苦、甘，性寒。归胃、大肠、小肠经。具有清热、利湿、解毒、消痈之功。

3）红藤：《本草图经》记载：红藤"攻血，治血块。"本品味苦，性平。归大肠、肝经。具有清热解毒之功，可以治疗肠痈腹痛、热毒疮疡、跌打损伤、经闭痛经、风湿痹痛等证。

4）败酱草：《神农本草经》记载："味苦，平。主暴热，火疮赤气，疥瘙，疽，痔，马鞍热气。"具有清热解毒、消痈排脓、祛瘀止痛之功。用于热毒痈肿，并善治内痈，尤多用于肠痈证，《金匮要略》中著名的治疗肠痈的处方薏苡附子败酱散就有败酱草。

5）鸡屎藤：《生草药性备要》记载："其头，治新内伤，煲肉食，补虚益肾，除火补血；洗疮止痛，消热散毒。其叶，擂米加糖食，止痢。"本品味甘、苦，性微寒，归脾、胃、肺、肝经。具有消食健胃、化痰止咳、清热解毒、止痛之功。克罗恩病患者脾胃虚弱、饮食不化可与党参、白术、麦芽等同用以健脾消食；清热解毒可与黄芩、金银花等配伍以治疗热毒泄痢；另外具有良好的理脾止痛作用，克罗恩病腹痛、舌苔厚腻者用之。

6）漏芦：《神农本草经》记载："漏芦，味苦，寒。主皮肤热，恶疮、疽、痔；湿痹，下乳汁。"

之所以在此选择这几种药物，一方面是由于这些药物对疮疡痈疽有治疗作用，而且多数都有清热解毒的效果，从机理上来讲，存在着改善炎症反应的理论基础；另一方面是有文献报道或者我们自己使用的经验支持，它们对炎症指标确实有干预作用，所以才分类列出，供读者参考，但这些药物起效的现代医学机理尚不明确，有待进一步研究。

之所以列出药物供大家选择，一是药物有地域性，比如鸡屎藤、白花蛇舌草以南方多见，药物多一些便于不同地区的医师选择；二是不同药物特点也有所不同，虽然使用这类药物的目的主要是为了控制炎症反应，但不同证型的患者在选择时仍须根据性味归经及药物的作用靶点进行选择，比如半枝莲、白花蛇舌草、漏芦偏寒凉，偏热证的患者使用较好；而红藤、败酱草相对偏平性一些，脾胃虚弱的患者使用后就不容易出现腹泻的情况。

（12）血虚者，症见面白无华、女性月经量少、男性疲倦乏力、心慌、睡眠不佳、舌淡、脉细；加熟地黄、大枣。

克罗恩病患者多伴有营养不良，虽然以脾气虚为主，但脾为后天之本、气血生化之源，久则影响血之生成，会造成血虚之象，其中尤以女性为多，很多年轻女性，随着体重下降，会导致月经量少，甚至闭经等情况，虽然在基本方中有养血之当归，但势单力孤，须加用补血之品，方能万全。

1）熟地黄：《医学启源·药类法象》记载："熟地黄，气寒味苦，酒熬熏如乌金，假酒力则微温，补血虚不足，虚损血衰之人须用，善黑须发，忌萝卜。《主治秘要》云：性温味苦甘，气薄味厚，沉而降，阴也。其用有五：益肾水真阴一也。和产后气血二也。去脐腹急痛三也。养阴退阳四也。壮水之源五也。"《本草纲目》记载：熟地黄"填骨髓，长肌肉，生精血，补五脏、内伤不足，通血脉，利耳目，黑须发，男子五劳七伤，女子伤中胞漏，经候不调，胎产百病。"可见熟地黄为补血之要药。

2）大枣：《神农本草经》记载：大枣"味甘，平。主心腹邪气，安中，养脾，助十二经，平胃气，通九窍，补少气、少津液，身中不足，大惊，四肢重，和百药。久服轻身长年。"《本草纲目》记载：大枣"主治心腹邪气，安中，养脾气，平胃气，通九窍，助十二经，补少气，少津液，身中不足，大惊，四肢重，和百药。"李时珍在本药的"发明"中提到："谓治病和药，枣为脾经血分药也。"由此可见，大枣的补血功能与熟地黄不同，主要是通过调补脾胃而发挥其作用。

（13）阴虚者，症见头晕眼花、口干欲饮、失眠多梦、大便干燥难排，舌偏红，苔少而干，脉细；大便干燥者加麦冬、鳖甲，大便不干燥者加枸杞子、山药。

阴虚证在克罗恩病中并不多见，常见于老年女性患者或者平素性格急躁者，老年女性，尤其是更年期妇女，因为肝血不足，致肝火虚亢，灼伤阴津，平时性格急躁者，肝经实火为患，也会损伤阴津。

1）麦冬：《神农本草经》记载："麦门冬，味甘，平。主心腹结气伤中，伤饱胃络脉绝，羸瘦短气。"《本草纲目》记载："甘，平，无毒。疗身重目黄，心下支满，虚劳客热，口干燥渴，止呕吐。"从以上记录来看，麦冬可养阴润燥，而且可医"胃络脉绝"，所以对于阳明津亏的便秘也有治疗作用，故此在加减时遇大便干燥难排者应以麦冬为主。

2）鳖甲：《神农本草经》记载："鳖甲，味咸，平。主心腹癥瘕，坚积寒热，去痞、息肉、阴蚀、痔、恶肉。"《本草纲目》记载："鳖甲，咸，平，无毒。宿食，癥块痃癖冷瘕劳瘦，除骨热，骨节间劳热，结实壅塞，下气，妇人漏下无色，下瘀血。补阴补气。"鳖甲味咸，咸能软坚，所以古人的认识多从此处入手，本品与麦冬相比，润燥之力较差，但质重而善潜镇，对于有虚火上炎之失眠多梦效果较好，润肠通便之力不足，所以大便干燥者当与麦冬同用。

3）枸杞子：《神农本草经》记载："味苦，寒。主五内邪气，热中，消渴，周痹。久服坚筋骨，轻身，不老。"《本草纲目》："苦，寒，无毒。下胸胁气，客热头痛，补内伤大劳嘘吸，强阴，利大小肠。补精气诸不足，易颜色。"对于枸杞子的认识，现代与古代有所不同，古代认为本品偏寒，而现代认为此药味甘，性平，临床上有些患者服用后会有"上火"的感觉，所以大便偏硬者不宜服用。

4）山药：《本草纲目》记载："甘，温，平，无毒。主治伤中，补虚羸，除寒热邪气，补中，益力气，长肌肉，强阴。益肾气，健脾胃，止泄痢，化痰涎，润皮毛。"张锡纯对山药情有独钟，他认为山药："色白入肺，味甘归脾，液浓益肾，能滋润血脉，固摄气化，宁嗽定喘，强志育神，性平可以常服多服，宜用生者煮汁饮之，不可炒用，以其含蛋白质甚多，炒之则蛋白质焦枯，服之无效，若作丸散，可轧细蒸熟用之。"山药生用汁液较多，但切片经过炮制，汁液较少，而且山药有止泄痢之效，因此，不适合便秘患者使用。

（14）血热者，症见大便有鲜血，舌红，舌上有红点，脉滑或数；加仙鹤草、槐花。

便血并不是克罗恩病的主要症状，也不常见，一般是由于阳明之热不解，或者肝郁化火，火热伤及血分所致，当加入凉血止血之物，如仙鹤草、槐花。

1）仙鹤草：《中华人民共和国药典》记载：仙鹤草"性平，味苦、涩，归心、肝经。收敛止血，截疟，止痢，解毒，补虚。用于咯血，吐血，崩漏下血，疟疾，血痢，痈毒疮毒，阴痒带下，脱力劳伤等。"《滇南本草》曰："调治妇人月经或前或后，红崩白带，面寒背寒，腰痛，发热气胀，赤白痢疾。"仙鹤草原名龙牙草，又名脱力草，其根芽在《神农本草经》又称为"狼牙"，故又名狼牙草，具有补气升阳功效，而无温燥之性，多用于阳气下陷，损伤阴分，同时热毒聚积的情况，于大便次数较多，便中有脓血或不适合使用连翘、金银花时使用。用量一般需要在 30g 以上。

2）槐花：《神农本草经》记载：槐花"味苦，寒。主治五内邪气热，止涎唾，补绝伤，治五痔，火疮，妇人乳瘕，子脏急痛。久服明目，益气，头不白。" 槐花具有凉血止血的功效。槐花性凉苦降，能清泻血分之热，故适用于血热妄行所致的出血病证，尤善治下部出血。多炒炭用，并常与地榆配伍，用于便血、痔血。克罗恩病运用此药主要用于凉血止血，清热解毒。

二、基于补土理论的营养支持治疗方案

在本书的第一章中我们介绍了克罗恩病的营养支持治疗方案，下面我们从补土的角度去认识如何对克罗恩病患者进行营养支持治疗。

（一）营养不良与脾胃功能的异常关系密切

营养不良是营养支持治疗的主要适应证，营养不良的表现是很多的，但体重减轻是营养不良的重要指标，体重指数是判断营养不良的重要证据，在临床中可以见到，大多数活动期的克罗恩病患者形体多偏瘦，而这种体质情况跟脾胃虚弱有很大的关系。《脾胃论·脾胃盛衰论》曰："胃中元气盛，则能食而不伤，过时而不饥。脾胃俱旺，则能食而肥；脾胃俱虚，则不能食而瘦。或少食而肥，虽肥而四肢不举，盖脾实而邪气盛也。又有善食而瘦者，胃伏火邪于气分，则能食，脾虚则肌肉消，即食亦也。叔和云：多食亦肌虚，此之谓也。"克罗恩病的早期，对进食的影响不大，主要以体重减轻为主，属于多食而肌虚；到后期，随着肠腔的狭窄，就会影响进食，从而出现不能食而瘦的情况，这些情况的产生从病机上来讲，都与脾胃有关。

中医学认为，脾胃为后天之本、气血生化之源，所以不仅是体重，如慢性贫血、生长发育迟缓等，都与脾胃生化气血的功能受损有关；脾主肌肉四肢，不仅消瘦与脾胃的关系密切，各种伤口（瘘口）的愈合也与脾胃的功能关系密切。

综上所述，营养不良的产生与脾胃功能的异常关系密切，要想改善营养不良的情况，需要从调理脾胃的功能入手。

（二）营养补充剂的本质是湿

营养支持治疗分为静脉营养和肠内营养两大类，静脉营养从静脉中注入的是较为黏稠的液体，肠内营养不论是口服还是鼻饲，注入的也是糊状黏稠的液体，这些液体的主要成分是富含营养的蛋白质或者氨基酸，这类物质从中医学的角度来认识，是属于偏"湿"的物质。

虽然对于营养物质的中医属性目前尚无定论，但我们可以从取类比象的角度和功能体现的层面对营养物质进行分析。①取类比象：湿性黏滞、重浊、趋下，有流动性，营养物质比较黏稠，具有可流动性，跟湿的特性有一定的契合度。②功能特性：《素问·阴阳应象大论》中说："中央生湿，湿生土，土生甘，甘生脾，脾生肉。"营养物质能够改变患者的营养状态，使肌肉强壮，这与湿的特性有一定关系；另外，李杲在《脾胃论·用药宜忌论》中曰："人禀天之湿化而生胃也，胃之与湿，其名虽二，其实一也。湿能滋养于胃，胃湿有余，亦当泻湿之太过也。胃之不足，惟湿物能滋养。"也说明偏"湿"的物质对调理脾胃功能是有益的。

综上所述，我们认为，营养补充剂的本质是湿，这种偏湿性的物质能够调理脾胃的功能，从而达到改善营养状态的作用。

（三）中医药介入营养支持治疗的核心是健脾与化湿

根据现代研究的结果，即使单纯使用营养支持治疗，对大多数的克罗恩病儿童患者都有疗效，对于成年患者来说，也有一定的作用；因此，在进行营养支持治疗时是否应该同时使用中药，中药治疗的靶点在哪里，能否解决营养支持治疗中遇到的问题，就值得我们去研究。

改善营养状态是营养支持治疗的主要作用，但除改善营养状态外，营养支持治疗能够诱导缓解可能与减少食物中抗原负荷有关，而中药成分相对复杂，所以，对于能够耐受全胃肠营养的患者，我们不建议同时使用中药进行诱导缓解，以免对营养支持治疗的诱导缓解作用产生影响，如果需要使用，也应该进行规范的研究以说明其靶点及可能的获益。

那么，中医治疗的靶点在哪里呢？

相关指南指出："儿童和青少年活动期克罗恩病患者诱导缓解推荐首选肠内营养（enteral nutrition，EN）治疗。管饲方法包括鼻胃管、鼻肠管、经皮内镜下胃造口（percutaneous endoscopic gastrostomy，PEG）和手术胃造口等。建议采取持续泵注的方法进行管饲。与间断输注相比，持续泵注能够提高胃肠道耐受性，改善吸收，增加输注量，减少 EN 并发症。EN 的并发症包括胃肠道并发症（腹泻、恶心、呕吐、腹胀）、代谢并发症（脱水、电解质异常、高血糖症）、感染并发症（吸入性肺炎、腹膜炎、鼻窦炎）以及导管相关并发症（鼻咽部黏膜损伤、PEG造口旁瘘、喂养管堵塞、易位、导管错误连接等）。采用管饲、缓慢增加输注量、适当加温、防污染等措施能够减少并发症的发生。口服补充对胃肠道功能要求较高，患者耐受量有限，依从性也较差。"

对以上论述进行分析，我们可以得出以下两个结论：第一，鼻饲方法，尤其是持续泵注的方式，能够提高胃肠道耐受度，减少胃肠道并发症的发生，提高依从性。第二，口服方法虽然没有导管相关并发症，但容易出现胃肠道并发症，尤其是胃肠道功能不佳的患者，这些不适感会影响患者的依从性。

基于这样的考虑，目前大多数的肠内营养采用管饲方式，并且在慢病管理中将教会患者自行插管作为一项重要的工作。但如果我们能够转换一下思路，有没有一种方法，既能使用口服的方法，又能减少或者避免胃肠道并发症的发生，从而增加患者的依从性呢？我院从 2016 年开始开展肠内营养治疗进行克罗恩病诱导缓解的研究，采用口服的方法，20 余例患者，仅 2 例患者出现了胃肠道并发症，发生率低于 10%，中药的介入起到了关键的作用。

胃肠道并发症的发生从中医学角度来理解并不困难，前文我们提及，营养物质从中医学的角度来看属于"湿"的范畴，虽然"湿生土，土生甘，甘生脾"，但如果"湿"性的物质太过，"脾喜燥而恶湿"，有时会损伤脾土，从而影响脾胃的运化功能，所以中医学讲究"以平为期，过犹不及"，当患者从正常饮食改为肠内营养饮食后，如果脾虚不严重，尚能运化水湿，就不会出现胃肠道并发症；如果脾虚较为严重，又在短时间内摄入大量湿性物质，就会影响脾胃运化，轻者会出现腹胀、恶心等不适感，严重者就会出现呕吐及腹泻的情况，而使用管饲的方法，因为单位时间进入体内的湿性物质不多，对脾胃功能的影响较小，所以出现胃肠道并发症的比例就低。从西医学的角度来看，这称为"口服补充对胃肠道功能要求较高"，从中医学角度来看，应该是"口服补充对脾胃运化功能的要求较高"。对此，李杲在《脾胃论·脾胃损在调饮食适寒温》一书中有一段精辟的论述："《十四难》曰：损其脾者，调其饮食，适其寒温。又云：夫脾、胃、大肠、小肠、三焦、膀胱，仓廪之本，营之所居，名曰器，能化糟粕，转味而出入者也。若饮食，热无灼灼，寒无怆怆，寒温中适，故气将持，乃不致邪僻。或饮食失节，寒温不适，所生之病，或溏泄无度，或心下痞闷，腹胁䐜胀，口失滋味，四肢困倦，皆伤于脾胃所致而然也。肠胃为市，无物不受，无物不入，若风、寒、暑、湿、燥，一气偏胜，亦能伤脾损胃，观证用药者，宜详审焉。"其中讲到的溏泄无度、腹胁䐜胀等症状与现代所讲的胃肠道并发症非常相似。所以，要改善口服补充营养产生的胃肠道并发症的问题，就要从改善脾胃的运化功能入手，治疗的重点在于化湿与健脾。

1. 化湿之法

口服肠内营养后出现胃部及腹部胀满感，食欲下降，欲呕，大便偏烂，次数增多，偏臭，矢气较多，便后腹胀减轻，舌淡，苔厚腻，脉滑。以湿邪为主者，可选择化湿之法。

在肠内营养的同时给予藿香正气丸治疗，口服，每次 6g（水丸），每日 2 次。《时病论·备用成方》记载藿香正气散曰："治外感风寒，内伤饮食，及伤冷、伤湿，疟疾、中暑，霍乱、吐泻，凡感岚瘴不正之气，并宜增减用之。"在中华中医药学会脾胃病分会制定的《中医消化病诊疗指南》中，寒湿困脾证的中成药选择也是藿香正气散。

对于以湿滞为主的患者来说，其脾胃运化功能尚可，仅仅是突然改变饮食习惯，脾胃不适应而已，所以，这种情况多发生在口服肠内营养的早期，经过一段时间的适应后，症状会缓解，只要症状缓解，就无须再服用中成药，继续以肠内营养治疗即可。

2. 健脾之法

口服肠内营养后出现胃部及腹部胀满感，食欲下降，腹部隐痛，大便偏烂，次数增多，不臭，矢气较多，便后疲倦，腹部喜按，舌淡，苔薄白微腻，脉弱。以脾虚为主者，可选择健脾之法。

与湿阻的患者不同，这类患者平时体质较差，应该属于西医学所讲的口服无法耐受的患者，所以在肠内营养治疗的同时，中医治疗的周期要长，一般应该超过 3 个月。

3. 治疗方案

在肠内营养的同时给予八仙糕（汤剂）治疗，如果患者服用后仍出现腹泻情况，可将本方制成散剂冲服。

八仙糕处方出自《外科正宗》，本为治疗疮疡溃后，补养身体之用，本方性味平和，所以陈实功说："治痈疽脾胃虚弱，精神短少，饮食无味，食不作饥，及平常无病、久病但脾虚食少、呕泄者并妙。"

方药组成及用法如下。

人参、山药、茯苓、芡实、莲肉各 6 两，糯米 3 升，粳米 7 升，白糖霜 2 斤半，白蜜 1 斤。

上将人参等五味各为细末，又将糯、粳米亦为粉，与上药末和匀，将白糖和蜜汤中顿化，随将粉药乘热和匀摊铺笼内，切成条糕蒸熟，火上烘干，瓷器密贮。每日清早用白汤泡用数条，或干用亦可。但遇知觉饥时，随用数条甚便，服至百日，轻身耐老，壮助元阳，培养脾胃，妙难尽述。

本方原文是做成糕点食用，这样患者的依从性更好，治疗效果更佳，但实施起来，较为困难，所以可以按照原方比例，给予汤剂或者散剂口服。

我院使用上述方法配合肠内营养治疗，用于克罗恩病患者的诱导缓解，一方面减少了口服肠内营养的胃肠道并发症，另一方面也避免了导管相关并发症及感染并发症的发生，更为重要的是，无须插管，即可有效提高患者的生存质量，所以，中医药结合肠内营养治疗应该有广阔的发展前景。

三、基于补土理论的肛周脓肿处理思路

克罗恩病肛周脓肿属中医学"肛痈"范畴，其病机为脾气虚弱，阳气下陷，浊毒入侵肛门，形成肛周脓肿，急性期治疗当以化浊解毒为主，脓肿溃破后或经外科切开引流后，就需要关注正气亏虚，在培补正气的基础上，兼化浊解毒，正如《外科正宗•痈疽治法总论》所言："凡疮溃脓之后，五脏亏损，气血大虚，外形虽似有余，而五内真实不足，法当纯补，乃至多生。"

根据以上认识，对于肛周脓肿溃破后或切开引流后，我们设定了"肛痈方"，具体药物如下：金钱草、败酱草、乌药、醋制香附、海螵蛸、苍术、白术、鸡内金、法半夏、浙贝母。

方中苍术配白术以健脾化浊，鸡内金配白术以健脾消滞，白术配半夏以调升降、运中焦，乌药配香附以调气血、解郁结，金钱草配败酱草以化湿解毒，海螵蛸配浙贝母以化痰结、去浊毒。全方共奏健脾、升陷、化浊、解毒的作用。

四、基于补土理论的肛瘘处理思路

克罗恩病肛瘘属于中医学"肛瘘"范畴，其病机为脾土亏虚，气血生化乏源，阳气下陷，浊毒内生，但与肛周脓肿不同的地方在于，慢性肛瘘患者伤口深陷，须用中医外科托补之法治疗。

根据以上认识，我们设定了"肛瘘方"，具体药物如下：黄芪、党参、当归、川芎、红花、白芷、桔梗、甘草、防风、肉桂。

该方从托里十补散化裁而来。以黄芪、党参补脾益气，当归、川芎、红花补血活血，白芷、桔梗、甘草解毒排脓，防风透邪外出，兼以胜湿升阳，少佐肉桂散寒，助阳托毒。全方为表里气血双补之剂，在补益气血、扶正托毒基础上，配合排脓、外透，自里而外，通达气血，务必在祛除邪气的同时，顾护正气。

第三章　补土理论指导下的克罗恩病运用案例

第一节　纯中医治疗医案

克罗恩病是否可以单纯使用中医药进行治疗这个问题，目前尚没有明确的答案，无论是文献报道，还是我们自己的临床经验，都认为存在着多样的可能性，尤其是对于术后的患者，因为存在着平台期，所以可以给中医药一个很好的切入时期，我们最长的纯中医维持缓解的患者至今已经达 8 年之久，还是有临床意义的；但作为一种治疗方案，它仍然缺乏大样本的临床随机对照研究，而且整个系统比较复杂，在推广方面也缺乏稳定性，对此，仍须进一步的研究才行。

从以下的病案可以看出，中药的治疗是多靶点、多角度的，所以，我们也根据不同的情况设定了不同的方案，在进行中医诊治时，首先应该抓住疾病的主线，对于病情不稳定，炎症指标较高的患者，针对克罗恩病的诊治是关键问题；对于病情稳定，炎症指标正常的缓解期患者，则应该根据患者的主要诉求进行调整，最终达到恢复健康的目的。

对于疾病的认识是一个逐渐深入的过程，本次总结的医案时间跨度达 5 年之久，而我院从事克罗恩病的中医研究也有 10 年之久，所以在整个病例中展示的内容有些与现在的认识存在着一定的差距，如病案中提到的黄芪四君子汤是我们最早研究专方系统治疗克罗恩病时起的名字，算是升陷固脾化浊解毒汤的前身，而升陷固脾化浊解毒汤则是我们在认识及阐述克罗恩病核心病机后进行调整的结果。另外，在 2014 年之前，我们的诊治方式还是以对证治疗为主，直到 2014 年以后，才逐渐对克罗恩病"病-证-症诊治体系"进行研究，所以文中的医案不一定完全是为了阐述和说明第 2 章的内容的，将其作为我们诊治体系不断探索和完善的过程来认识似乎更为贴切。通过 10 年的研究发现，中医药诊治克罗恩病应该是可行的，是有前途的，需要我们去充实它、完善它。

案例一　纯中医治疗诱导及维持缓解案

李某，男，30 岁，2013 年 10 月 11 日初诊。

主诉：反复腹泻伴间断腹痛半年余。

现病史：缘患者 2013 年 4 月无明显诱因出现腹泻，4～5 次/天，至外院行肠镜见回肠末端数处斑点样糜烂灶和浅溃疡，覆盖白苔，降结肠、乙状结肠、直肠黏膜散在充血糜烂灶，镜下考虑为克罗恩病。病理：（回肠末端、直肠）黏膜克罗恩病，镜下见黏膜固有层内肉芽肿形成，患者未行规范处理。2013 年 4～6 月反复腹泻，伴有腹痛，再次于外院行胶囊内镜，内镜下见小肠黏膜多个凹陷区，底覆白苔，黏膜见充血，镜下考虑炎症性肠病，并至外院住院，住院期间查结核感染 T 细胞斑点检测（T-SPOT）：阴性，红细胞沉降率（ESR）：41mm/h，超敏 C 反应蛋白（hs-CRP）：13.85mg/L，在排除自身免疫性疾病引起的肠道病变后，诊断为克罗恩病（回结肠型，非狭窄非穿透，轻度，活动期），予服用美沙拉嗪 4g/d 治疗，服用 14 天后出现下腹隐痛不适，遂自行停药。近半年来患者体重下降约 7.5kg。

既往史：否认高血压、糖尿病等内科疾病病史，否认肝炎、结核等传染病病史，否认手术、重大外伤及输血史。

过敏史：未发现。

刻下症：

（1）肠道症状：双侧下腹部疼痛，以右下腹部为主，进食后加重，大便 1 次/天，成形，色黄，未见不消化食物，无夹黏液及血便，无肛门疼痛、肛门堵塞感和里急后重。既往有痔疮病史。

（2）全身症状：精神疲倦，形体消瘦，无发热寒战，无胸闷心悸，无恶心呕吐，无潮热盗汗，无口干，无口苦、口淡、口甜、口咸，四肢不温，双手凉，情绪一般，睡眠一般，纳可，小便可，生殖器周围无溃疡。

（3）肠道外表现：无关节病变，无皮肤病变，无眼病，无肝胆疾病，无血管病变，无肺部损害。

（4）营养表现：生长发育正常，性发育正常，有消瘦、贫血、营养不良等表现。体重峰值：58kg。身高：173cm。近半年来体重下降约 7.5kg。

（5）舌脉：舌淡红有齿印，苔薄白，脉沉细。

中医诊断：腹痛。

中医证型：血虚寒凝。

西医诊断：克罗恩病（回结肠型，非狭窄非穿透，活动期，轻度）。

西药处方：无。

治法：温肾祛寒，养肝理气。

中药处方：暖肝煎。

小茴香 10g，枸杞子 15g，当归 10g，肉桂（焗服）1g，茯苓 15g，乌药 10g。水煎服，每日 1 剂，再煎服用，共 7 剂。

2013 年 10 月 17 日二诊

刻下症：服药后下腹痛减轻，大便情况稳定，纳可，睡眠一般，小便调，舌淡红有齿印，苔水滑，脉沉细。双手凉。继续守方 14 剂。

2013 年 11 月 1 日三诊

刻下症：服药后腹痛好转，大便可，睡眠差，多梦，夜尿，舌淡红有齿印，苔薄白，脉沉细。双手凉。上方加制酸枣仁 10g、龙眼肉 15g、制远志 5g。

中药处方：小茴香 10g，枸杞子 15g，当归 10g，肉桂（焗服）1g，茯苓 15g，乌药 10g，制酸枣仁 10g，龙眼肉 15g，制远志 5g。

水煎服，每日 1 剂，再煎服用，共 14 剂。

2013 年 11 月 28 日四诊

刻下症：近 2 周内出现 2 次腹泻，夹有鲜血，可自行好转，无腹痛，纳眠可，舌偏红有齿印，苔薄白，脉沉细。双手凉。去制远志，肉桂加量至 3g，加仙鹤草 10g。

中药处方：小茴香 10g，枸杞子 15g，当归 10g，肉桂（焗服）3g，茯苓 15g，乌药 10g，制酸枣仁 10g，龙眼肉 15g，仙鹤草 10g。

水煎服，每日 1 剂，再煎服用，共 14 剂。

2013 年 12 月 12 日五诊

刻下症：近期无腹泻、无便血，腹部不适感，纳眠可，舌偏红有齿印，苔薄白，脉沉细。双手凉。去仙鹤草，加炙甘草 10g。

中药处方：小茴香 10g，枸杞子 15g，当归 10g，肉桂（焗服）3g，茯苓 15g，乌药 10g，制酸枣仁 10g，龙眼肉 15g，炙甘草 10g。

水煎服，每日 1 剂，再煎服用，共 14 剂。

2013 年 12 月 26 日六诊

刻下症：近期大便偏硬，纳眠可，舌偏红有齿印，苔薄白，脉沉细。双手凉。上方去制酸枣仁，加熟地黄 10g，枸杞子加量至 30g，当归加量至 15g，茯苓减量至 10g，肉桂减量至 1g。

中药处方：小茴香 10g，枸杞子 30g，当归 15g，肉桂（焗服）1g，茯苓 10g，乌药 10g，熟地黄 10g，龙眼肉 15g，炙甘草 10g。

水煎服，每日 1 剂，再煎服用，共 7 剂。

2014 年 1 月 9 日七诊

刻下症：近期病情稳定，大便正常，夜尿好转，咽部不适感，无发热咳嗽，纳眠可，舌偏红有齿印，苔薄白，脉沉细。双手凉。查体：右侧扁桃体Ⅱ度肿大，左侧Ⅰ度肿大，略充血，未见脓点。考虑上焦郁热，本次处方先予治疗咽喉不适。

中药处方：猫爪草 15g，浙贝母 10g，木蝴蝶 15g，夏枯草 10g，牡蛎（先煎）15g，甘草 10g，桔梗 10g，升麻 5g，射干 10g。

水煎服，每日 1 剂，再煎服用，共 7 剂。

2014 年 1 月 16 日八诊

刻下症：咽部不适消失，大便偏软，有虚汗，夜间腹痛，纳可，睡眠一般，舌偏红有齿印，苔薄白，脉沉细。双手凉。考虑咽喉不适消失，再次调整为暖肝煎治疗，此方加减治疗至 2014 年 6 月 26 日，其间 3 月、5 月、6 月均有不同程度上焦郁热表现，于上焦郁热明显时，适当减少小茴香、肉桂、当归用量，根据郁热部位，加用关黄柏 5g、牡蛎 15g、甘草 10g、桔梗 5g、白芍 10g、徐长卿 10g。

2014 年 6 月 16 日九诊

刻下症：近期曾发热一次，现已无发热，近期自觉热气，面部暗疮有所好转，大便每日 1 次，便意减轻，腹部不适感减轻，纳可，眠一般，舌红，苔薄白，脉沉细。考虑气阴亏虚夹有湿热，中药调整为李杲清暑益气汤加减治疗。

中药处方：苍术 10g，升麻 10g，党参 5g，泽泻 5g，橘红 5g，白术 5g，麦冬 5g，炙甘草 5g，粉葛根 5g，五味子 5g。

水煎服，每日 1 剂，再煎服用，共 14 剂。

2014 年 6 月 26 日十诊

刻下症：痤疮消失，大便初成形后软，腹部稍有不适，纳可，眠一般，小便可。舌淡红，苔薄白水滑，脉沉细。考虑目前病情稳定，以气阴两虚为主，中药调整为黄芪四君子汤合八仙糕治疗。

中药处方：五指毛桃 30g，升麻 5g，太子参 10g，白术 15g，茯苓 15g，炙甘草 10g，薏苡仁 15g，山药 10g，芡实 10g，莲子 10g，泽泻 10g。此方加减服用至今。

2016 年因个人原因，自行停服中药 1 个月余，其间大便次数稳定，时有下腹部隐痛。2016 年 3 月 18 日大便时下腹部疼痛，伴少许鲜血，苔薄水滑，脉左沉弱，右弱。原方加苍术，服药 7 剂后，腹痛及便血消失；苔微腻时去五指毛桃、升麻、太子参，加木棉花 10g、白扁豆 15g，苔水滑时则不加木棉花。

治疗期间部分关键指标：

2014 年 1 月 16 日 ESR：32mm/h，hs-CRP：11.3mg/L。

2014 年 5 月 2 日 ESR：29mm/h，hs-CRP：8.6mg/L。

2014 年 8 月 29 日 ESR：15mm/h，hs-CRP：2.0mg/L。

2014 年 12 月肠镜：慢性结肠炎。

2015 年 9 月 10 日 ESR：12mm/h，hs-CRP：0.7mg/L。

2016 年 2 月 23 日 ESR：17mm/h，hs-CRP：0.5mg/L。

2016 年 9 月 23 日 ESR：15mm/h，hs-CRP：0.5mg/L。

2017 年 2 月 ESR、hs-CRP、血常规未见异常。

2017 年 7 月 ESR、hs-CRP、血常规未见异常。

按语

2016 年欧洲克罗恩病和结肠炎组织（ECCO）声明指出："克罗恩病（CD）症状存在异质性，但是通常包括腹痛、体重减轻与慢性腹泻。出现这些症状时，应当考虑 CD，尤其是年轻患者。常见全身不适，厌食或发热等全身症状。""慢性腹泻是 CD 最常见的就诊症状，粪便硬度下降超过 6 周足以鉴别 CD 和自限性感染性腹泻。"此患者首发症状出现于 2013 年 4 月，2013 年 4~6 月腹泻反复发作，无明显自愈倾向，其间无发热等感染表现，可排除自限性感染性腹泻可能，结合肠镜、胶囊内镜及病理结果，并完善 T-SPOT 排除结核感染，排除自身免疫相关性肠炎，诊断为克罗恩病，诊断过程中非本院确诊，因寻求中医治疗到本团队慢病门诊就诊，外院部分指标结果缺失，但结合当时镜下表现、临床症状特点及排除结核感染及自身免疫性疾病情况下，考虑为克罗恩病（回结肠型，轻度，活动期），在临床诊断上基本成立。外院给予规范的美沙拉嗪 4g/d 治疗，但患者因服用 14 天后出现下腹隐痛不适，遂自行停药。截至当时，患者整个诊疗过程于 2013 年的诊疗水平，符合当时最新指南的精神。而克罗恩病发展至今，根据《2016 克罗恩病诊治欧洲循证共识意见》，在诊断方面，此患者仍符合克罗恩病的诊断标准，但是在治疗上，因患者主要疾病行为局限在回盲部，《2016 克罗恩病诊治欧洲循证共识意见》提出对于轻度活动性局灶性回盲部克罗恩病，优先选择的治疗方案是口服布地奈德，而我国至今仍未有布地奈德口服制剂，而多个荟萃分析对于美沙拉嗪的获益分析未有统一的结论，而且部分结论提示获益非常小或未发现优于安慰剂。2013 年患者服用美沙拉嗪出现下腹部不适而自行停用，在当时条件下，美沙拉嗪未必不是一个正确的选择，但面对患者拒绝使用美沙拉嗪治疗，国内目前又没有布地奈德口服剂情况下，该使用什么药物治疗，对于治疗炎症性肠病的医生来说，的确是个需要思考的问题。本案在 2013 年选择纯中药治疗，是一个中医药治疗克罗恩病的大胆探索过程，也是与患者沟通后，患者表示同意暂时使用纯中医治疗的医患沟通、合作的结果，从 2013 年至今，结果还是令人满意的，同时也为治疗炎症性肠病的医生在实施临床诊治时多了一项选择。

克罗恩病是一种终身疾病，由遗传和缓解环境因素相互作用所致。补土学术流派对此病的认识与目前主流现代医学认识逻辑基本一致，此病病位在肠，包括大肠及小肠，而根源在脾，与肝、肾二脏密切相关。在先天禀赋不足，脾胃失健或易于感湿体质的基础上，或恣食肥甘厚味、过食生冷，或烟毒、劳倦伤脾，致湿邪久留肠腑，清浊不分，气机不畅，血行瘀滞，血液脂膏，剥蚀摧伤而成肠痈。本虚是为此病的基础，而临床症状表象不一则与邪气性质及运气对于人体的影响相关，而且首发症状出现的部位及发病的时机更与此有关，治疗上需要结合李杲的"脾胃虚实传变论"、"脏气法时升降浮沉补泻之图"、"气运衰旺图说"的论述，在把握核心病机基础上，随四时五气、脾胃传变的情况，进行辨证与辨症相结合，确立方药。

本案时间跨度大，但从方药的角度进行划分，在 2013~2014 年 5 月基本是暖肝煎为底方加减治疗，但在 2014 年 1、3、5 月出现不同程度的火热症状，并且间断出现痔疮出血，肠道症状时有反复，2014 年 7 月开始以克罗恩病核心方为底方，辨证与辨症相结合进行药物加减处理后，从 2014 年至今未再出现火热表现，肠道症状稳定，多次复查炎症指标均稳定，从临床情况判断，达到诱导缓解和维持缓解的效果。本案分析以两个节点进行，一个是 2013~2014 年 5 月使用暖肝煎的思路及思考，一个是 2014 年 7 月至今的治疗思考，当中道理，值得深思。

本案第一个时间节点 2013~2014 年 5 月，患者首发症状是腹泻，腹痛间断出现，以下腹部为主，首发时间为 2013 年 4 月，首次专科治疗时间是 2013 年 8 月，在这 4 个月期间，腹泻反复，腹痛间断出现，并且体重逐步下降，患者当时因存在一定疑虑，未行专科治疗，直至 8 月份腹痛症状较为明显，进食后腹痛加重，体重下降约 7.5kg，才开始口服美沙拉嗪治疗，但因服用美沙拉嗪后腹痛情况有所加重，随后停用药物，至我院门诊就诊的时候已经是 2013 年 10 月，距离首发时间相差了半年之久，于当时可言，本团队治疗此病还是以辨证论治为基础进行处方选药。从当时就诊时症状而言，腹痛加重才是患者就诊的原因，反而大便情况是良好的，因为当时我院对于本病的核心病机仍未完全把握，对于辨病为主还是辨证为主，团队内部也有一定的争论，因此当时此患者治疗的第一阶段采取的是辨证与辨时相结合模式，并且围绕腹痛进行了中医辨证思维的开展。根据《中医内科学》对腹痛的定义，"腹痛是指胃脘部以下、耻骨毛际以上部位发生疼痛为主症的病证。"腹痛的辨证关键在于辨腹痛的部位，尤其与脏腑经络学相关症状的辨别，此患者疼痛部位均在脐下，以小腹及少腹为主，疼痛明显处在右少腹。小腹痛一般以膀胱湿热、膀胱阻滞与肾虚寒凝为鉴别，患者四肢冷，双手凉，舌淡红有齿印，苔薄白，脉沉细，小便正常，此为肾虚寒凝所致小腹痛的明症。而少腹痛多与肝经病变有关，根据小腹痛分析，患者存在寒凝情况，而寒凝肝脉与肝寒腹痛又需要鉴别，前者为实寒证，疼痛多牵扯前阴或睾丸；后者虚证居多，多不牵扯前阴及睾丸，多兼有呕吐、下利等症状。此患者以肝寒腹痛进行综合分析，患者腹痛是因肝肾亏虚，阳气不足，阴寒内生，寒凝血脉，发为腹痛，此为辨证。从辨时角度，病起于 2013 年 4 月，病加重于 8 月，就诊于 10 月，从发病至中医治疗，间隔了半年之久，从时空辨证分析，首先需要辨病起之时，才能知道疾病发生的原因，关注病重之时，才能判断五脏、六腑、六经、表里何者为重，结合就诊之时的运气所在，才能应时加减药物及药量。辨证与辨时相结合是由中医天人相应的整体观所决定的。

2013 年为癸巳年，岁运为少火，司天为厥阴风木，在泉为少阳相火，病发之时为主运少火，客运太土，主气为少阴君火，客气为太阳寒水。《素问·气交变大论》曰："岁火不及，寒乃大行，长政不用，物荣而下，凝惨而甚，则阳气不化，乃折荣美……病鹜溏腹满，食饮不下，寒中肠鸣，泄注腹痛……"少火不足的年份，寒气大盛，而此患者肝肾本体不足，阳气虚弱，阴寒内盛，加之岁运少火不足，外寒合内寒，则阴更盛而阳益微。上半年以厥阴风木为主，加之病发于 4 月，主运为太木，主气为少阴君火，但客气为太阳寒水，从二之气综合分析，君火不敌寒水，"寒不去，华雪水冰，杀气施化，霜乃降，名草上焦，寒雨数至"，若其人阳热内盛，则容易寒湿外困而热郁于内，则病热中，若其人阳气不足，则寒湿内侵，则病寒中。此患者属于后者，加之司天与主运同为风木，风气大行但被寒郁，风乱于中下焦。故综合分析，患者当时发病之时，当为肝肾亏虚，寒湿内盛，寒气凝脉，风气内动。病至 8 月，主运太土，主气太阴湿土，客气为少阴君火，此为土复之候，湿邪大盛，故"病溏腹满，食饮不下，寒中肠鸣，泄注腹痛"。病至 10 月，少阳相火在泉，主运少金，主气阳明燥金，客气太阴湿土，此时少阳相火能辅助岁运少火之不足，患者寒邪之害得缓，五之气的主气与客气相得，对人影响不大，主运为少金，收降的力度不大，少火能延续一段时间，此时对于患者来说，寒湿之气及风气内动较 4~8 月份缓解，所以腹泻情况并不明显，但是毕竟肝肾亏虚、阳气不足、阴寒内生、寒凝血脉的情况仍然存在，所以腹痛未见缓解，加之少火不收，土无阳则不运，故进食则腹痛加重。患者腹痛的基础为血虚寒凝证，血虚为本，寒凝为标，治疗当以温肾祛寒、养肝理气为法，用暖肝煎补厥阴之虚，暖厥阴之寒，使厥阴之气机顺畅，达到气行而痛消之目的。《景岳全书·贯集》曰："疝之暴痛，或痛甚者，必以气逆，宜先用荔香散。气实多滞者，宜《宝鉴》川楝散或天台乌药散。非有实邪而寒胜者，宜暖肝煎主之。"由此可见，暖肝煎非纯补之品，其中乌药利气而疏邪逆，小茴香、沉香为疝家本药，生姜为引，辛以散之，而散邪之品多伤及正气，致血分更虚，故而产生眠差多梦之变。加入酸枣仁、龙眼肉、远志以养血分。但暖肝煎原方以当归为君药，小茴香和乌药为臣药，我们使用的药量均一样，存在伤及阴分的弊端，随后出现睡眠不佳，多梦，夜尿，原方加制酸枣仁、龙眼肉、制远志，酸甘化阴，苦以坚阴，后期更出现大便硬、痔疮出血等阴分不足、血中有热情况，这是温通太过所致，血属阴质，遇寒则凝，遇热则行，虚寒之体，温法本无大错，但通之太过，恐有动血之弊，后期给予枸杞子、当归加量，并加熟地黄以增液涵阳，出血给予仙鹤草对症治疗。截至于此，腹痛情况基本好转，大便次数正常，未再出现腹泻情况，从克罗恩病治疗角度，暖肝煎起到了控制症状的效果，但是过程出现阴伤、血热情况。此处如实记录，以警示读者：①暖肝煎必须在照顾肝肾本体的情况下，才能使用，尤其注意阴分不足，此方君药为当归，而且是全当归，因其有养血、活血、化寒通脉的功效；②肝肾亏虚之体，相火虽然不足，若有阴寒之邪，还能把相火内收，若至阴寒之邪减弱之时，加之温通药物，则相火无阴所附，则容易外出作乱；③暖肝煎虽然缓解症状，但是对于克罗恩病来说，裨益不大，仅是治标之法，未涉及本病之根本，通过多年的实践，我们认识到脾胃虚弱才是克罗恩病发病的基础，土气不厚，则无法载木、伏火，无法以后天养先天，无法让人体能够顺利衔接四季、五气、六运的变化，则病无法从根本上得到长期的维持缓解，所以"见肝之病，知肝传脾，当先实脾"，必须先安未受邪之地，何况脾土已大亏，只治肝肾，未及脾土，故症状变化多样，医者在治疗上永远处于后手。所以至 2014 年，甲午之年，岁运为太土，甲午年的司天为少阴君火，在泉为阳明燥金，司天、在泉合德则为火燥之势，幸亏为太土之年，土尚可伏火，燥湿尚可相合，但因主运、主气均伤及阴分，故 2014 年 1、3、5 月均出现火热症状，或扁桃体发炎或发热或面部痤疮，克罗恩病患者因为体质较弱，经常会出现病毒感染或者细菌感染的情况，若病情不严重，可考虑使用中药处理，上述症状出现均为相火上逆，寒邪困阻，形成郁火之局，1 月 9 日之处方为治疗扁桃体炎的经验处方，以化痰散结佐以清热利咽为主，虽然效果很好，但患者出现腹痛，大便变烂等情况，说明患者脾虚基础较为明显，不耐凉药，随后针对相火上逆的情况，治疗尝试使用清热散火、引火归元、重镇收敛之法，火热之象仍有反复。

　　2014 年我们团队对此病的认识进一步深入，提出了辨病、辨证、辨症相结合，时令指导用药的治疗思路。考虑克罗恩病归根到底还是脾胃虚弱，阳气下陷，阴寒内盛，火热是果非因，目前面部痤疮，为郁火之象，结合李杲对于郁火治疗，给予了清暑益气汤加减处理。清暑益气汤为补中益气汤去柴胡加葛根合生脉散，用于补益气阴；二妙散合泽泻、神曲、青皮治其湿热，在补益脾胃的基础上，配合升阳除湿之法，治疗阳气下陷所致湿热困阻；同时存在阴分不足，而肺为水之上源，金水相生，又主一身之气机，故加用生脉散；痤疮在阳明经上，用葛根可以解阳明郁热，随后痤疮消失，肠道症状稳定。此时调整治疗思路，以黄芪四君子汤为底方。考虑患者相火易动，内有水湿，用五指毛桃取代黄芪；形体偏瘦，相火易动，为脾阴虚之象，故加山药、芡实、莲子、太子参；因内有湿邪，故加薏苡仁、泽泻；考虑淡渗之药妨碍春生升之令，故佐以升麻以升阳除湿。然后随时令及症状适当加减，患者未再出现症状上大的波动。近期加入当归、杜仲、赤芍、黄芩，以固肝肾，肝肾之体慢慢得到恢复。

　　鉴于克罗恩病的复杂性，单纯使用纯中医治疗的患者并不多见，本患者因为个人的原因，坚持以纯中医治疗，从 2013～2017 年间，总观察期达 4 年之久，检测指标处于理想状态，说明中医药用于维持病情稳定和缓解是有作用的。前后治疗思路是本团队对于克罗恩病认识及治疗的逐步完善过程，也深刻体会到李杲创立"内伤学说"的伟大，"脾胃虚弱，百病由生"并非空话，此患者之腹痛，当为血虚寒凝无疑，是虚实夹杂之证，所以用药后症状可以缓解，但随着时间的推移，病情始终难以稳定，关键的问题在于寒与热的更替方面，补之则太热，凉之则太寒，而成阴阳动荡之势，后以黄芪四君子汤之法，以顾护中州为要，一方面脾气健运，则气血生化充沛，患者血虚之患得解；另一方面，脾土厚实，则厥阴动荡之势被阻。此从太阴治厥阴之法，此理论阐述可参考本团队成员所著"基于厥阴阳气来复角度的溃疡性结肠炎症状变化规律探讨"一文。对于慢性病，让患者不受外界的变化所影响，必须使中土先旺，因为"四季脾旺不受邪"，所以对于慢性病、虚损病的治疗，应时刻谨记"五脏俱虚，独取中焦"的原则。

　　　　　　　　　　　　　　　　　　　　　（黄智斌　林锦荣　陈　延）

案例二 克罗恩病术后纯中药预防复发案

李某，女，53岁，2011年1月20日初诊。

主诉：腹痛1年余，部分小肠切除术后1个月余。

现病史：患者于2010年开始无明显诱因下腹痛，2010年12月7日患者腹痛加剧，呈持续性钝痛，无向腰背放射，入住我院外科，考虑肠穿孔，于2010年12月7日在全身麻醉下行小肠部分切除术，术中回肠距回盲部约40cm处可见一约2cm穿孔，肠管水肿明显，周围可见大量黏液，食物残渣及脓肿，邻近肠管可见节段性狭窄，行小肠切除术，远端距回盲部约20cm，近端穿孔20cm。术后病理报告：小肠镜下可见肠黏膜溃疡行程，肠壁内可见息肉囊肿，其中未见干酪样坏死，部分黏膜化脓性炎症伴肠周围化脓性炎症及肠穿孔。上述形态结合临床符合克罗恩病伴肠穿孔化脓性肠炎。转入消化科住院，对症治疗后好转出院，出院后坚持我院门诊治疗。

既往史：否认高血压、糖尿病等内科疾病病史，否认肝炎、结核等传染病病史，否认其他手术、重大外伤及输血史。

过敏史：否认食物及药物过敏，否认接触物过敏史。

刻下症：

（1）肠道症状：现无明显腹痛，大便日1次，大便质硬，量少，须使用开塞露辅助通便，无明显腹胀，矢气频。无肛周病变。

（2）全身症状：精神一般，形体适中，无发热寒战，无胸闷心悸，无恶心呕吐，无潮热盗汗，无口干，口中有发酸感，无口苦、口淡、口甜、口咸，情绪一般，纳、眠尚可，生殖器周围无溃疡。

（3）肠道外表现：无关节病变，无皮肤病变，无眼病，无肝胆疾病，无血管病变，无肺部损害。

（4）营养表现：近期体重基本稳定，生长发育、性发育正常，无消瘦、贫血、低蛋白血症等表现。身高：157cm，体重峰值：49kg。

（5）舌脉：舌暗红，苔白腻，脉沉弱。

中医诊断：肠痛。

中医证型：脾虚湿滞。

西医诊断：克罗恩病（回结肠型，狭窄+穿透，部分回肠切除术后，活动期，轻度）。

西药处方：无。

治法：温脾益气，升阳化湿。

中药处方：黄芪四君子汤加减。

黄芪15g，柴胡10g，党参10g，白术30g，陈皮10g，炙甘草10g，肉苁蓉30g，甘松10g，法半夏10g，白芍15g，木香（后下）10g。

水煎服，每日 1 剂，再煎服用，共 7 剂。

2011 年 1 月 27 日二诊

刻下症：大便排出欠畅，质硬，须使用开塞露、乳果糖方可排出，矢气频，眠可，舌暗红，苔白腻，脉沉弱。考虑脾气下陷，湿滞阳明，中医处方调整为升阳益胃汤治疗。

中药处方：黄芪 30g，柴胡 10g，党参 10g，白术 30g，陈皮 10g，炙甘草 10g，法半夏 10g，白芍 10g，泽泻 10g，独活 10g，防风 10g，羌活 10g，茯苓 15g，黄连 5g，麦冬 15g，五味子 5g。

水煎服，每日 1 剂，再煎服用，共 7 剂。

2011 年 4 月 21 日三诊

刻下症：病情稳定，早饱，无腹痛，大便成形，排出畅，纳欠佳，眠可，舌淡红，苔薄白，脉沉弱。大便通畅，舌红消失，上方去麦冬、五味子，加木香（后下）10g、槟榔 15g、厚朴 15g、枳实 15g。

中药处方：黄芪 30g，柴胡 10g，党参 10g，白术 30g，陈皮 10g，炙甘草 10g，法半夏 10g，白芍 10g，泽泻 10g，独活 10g，防风 10g，羌活 10g，茯苓 15g，黄连 5g，木香（后下）10g，槟榔 15g，厚朴 15g，枳实 15g。

水煎服，每日 1 剂，再煎服用，共 7 剂。

2011 年 4 月 28 日四诊

刻下症：用药后早饱症状好转，纳好转，无腹痛，大便成形，量较前增多，眠可，小便正常，舌淡略胖，苔薄白，脉沉弱。守方同前。

2011 年 6 月 2 日五诊

刻下症：病情稳定，无腹痛，大便烂，每日 1～3 次，排出畅，小便正常，口和，纳、眠可，舌淡略胖，苔薄白，脉沉弱。前方去枳实，白术减量至 15g，加当归 10g。

中药处方：黄芪 30g，柴胡 10g，党参 10g，白术 15g，陈皮 10g，炙甘草 10g，法半夏 10g，白芍 10g，泽泻 10g，独活 10g，羌活 10g，茯苓 15g，黄连 5g，槟榔 15g，厚朴 15g，防风 10g，当归 10g。

水煎服，每日 1 剂，再煎服用，此方服用后病情稳定，加减治疗至 2016 年 12 月。

2016 年 12 月 29 日六诊

刻下症：大便顺畅，量可，无出血，无黏液，纳可，眠改善，小便正常，舌淡红，苔薄白，脉沉弱。考虑脉沉弱，存在气血亏虚、肝肾不足情况，原方需要加强补肝肾、益气血的力度。

中药处方：黄芪 15g，升麻 5g，党参 15g，白术 30g，陈皮 10g，炙甘草 10g，木香（后下）10g，当归 30g，制何首乌 15g，黄精 15g，淫羊藿 10g，枸杞子 10g，菟丝子 10g。

水煎服，每日 1 剂，再煎服用，此方服用后病情稳定，守方治疗。

2017 年 3 月 23 日七诊

刻下症：近期腹部稍胀满，大便顺畅，量可，无腹胀，无出血，无黏液，纳可，眠尚可，小便正常，舌淡红，苔薄白，脉沉弱。考虑存在中焦阻滞，前方去黄精、淫羊藿，加土茯苓 15g、金银花 5g、枳实 15g。

中药处方：黄芪 15g，升麻 5g，党参 15g，白术 30g，陈皮 10g，炙甘草 10g，木香（后下）10g，当归 30g，制何首乌 15g，枸杞子 10g，菟丝子 10g，土茯苓 15g，金银花 5g，枳实 15g。

水煎服，每日 1 剂，再煎服用，此方服用后病情稳定，守方治疗。

治疗期间部分关键指标：治疗期间炎症指标逐步下降至正常水平，复查炎症指标期间同时复查血常规、肝功能及肾功能均未见异常，因治疗时间跨度较长，因此把炎症指标做成趋势图（图 3-1）。

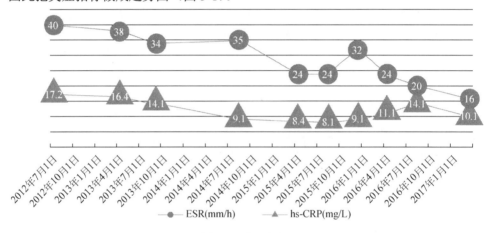

图 3-1　炎症指标

2012 年 2 月 20 日肠镜：回肠末端溃疡（近回盲瓣可见一约 0.2cm×0.3cm 纵行浅溃疡，覆盖薄黄苔），全结肠黏膜未见异常。

2013 年 9 月 9 日肠镜：克罗恩病治疗后复查，回肠末端未见异常；直肠多发息肉氩离子凝固。术后病理：肠黏膜慢性炎症。

2015 年 10 月 8 日肠镜：回肠末端小溃疡，病理：肠黏膜慢性炎症。

2017 年 8 月 2 日肠镜：回肠末端糜烂（回肠末端见一处约 5mm 糜烂灶），所见大肠黏膜未见异常。

按语

此病例时间跨度达 6 年，克罗恩病目前需要终身治疗，因此中医在如此漫长的诊治过程当中，如何紧守病机，把辨病、辨时、辨证及辨症充分结合，是运用补土学术思想的难点所在。要解决这个难点，我们需要从中国传统文化中寻找答案。在春秋末年、战国时期，百家争鸣，当中以道、儒、法三家最为关键。中国医学在道、儒、法三家基础上，兼容并蓄，形成了自己的医学理论体系，而后世历代医家在此体系中各自发挥，但是从哲学层面上无法脱离道、儒、法三家学术基础，侧重道家思维，但是道家思想过于超越，无外化为可执行的方案，因此在临证中具体过程或侧重于法家思想，或侧重于儒家思想。侧重法家思想的医家精于速效，可操控性较大，称为霸道之术；侧重儒家思想的医家寻求长治久安的方法，以恢复及培养正气为主要目的，短时难以见效，但随着时间推移，正气足则病自消，称为王道之术。二者并无对错，而是需要根据不同时空，选择不同方法而已。

对于此案而言，患者刚经过手术治疗，切除了病变最严重肠段，而克罗恩病是无法通过手术治愈的，手术也不是防止克罗恩病复发的手段，因此术后复发的预防与治疗非常重要，而补土学术思想在此时的运用就是治疗克罗恩病的王道之术，不求一时指标的改变，寻求的是长期稳定的临床效果及达到预防术后复发的目的，因此此病例时间跨度达 6 年，但紧守核心病机，基本处方未有较大的变动，临床根据时、证及症的变动而适当加减，多次复查 hs-CRP 及 ESR，二者均稳定下降并接近正常水平，内镜下肠道黏膜情况稳定，临床症状呈维持稳定的缓解状态。

本案患者首发症状及病情加重均在 2010 年，根据补土理论，克罗恩病治疗思路为辨病、辨时、辨证与辨症相结合，在辨病的角度，克罗恩病的核心病机中的三大环节会因天、地、人的不同，侧重点亦有所不同。辨证与辨症是针对人而言，对于天与地的辨识，就需要结合五运六气情况进行分析，《素问·六节藏象论》曰："不知年之所加，气之盛衰，虚实之所起，不可以为工矣。"因此辨时是有助于我们认识核心病机的三大环节中是以何者为主要矛盾的主要方面。2010 年岁运为太金，少阳相火司天，厥阴风木在泉，少阳与厥阴在天之本为火，标以少阳，中气为厥阴，岁运太过被天之本气抑制（火克金），为平气之年，气克运，以气为主。2010 年 12 月为太阳寒水主气，厥阴风木客气，因岁运为太金，"风位之下，金气承之"。金木相克，"亢则害，承乃制，制则生化"，木化为火，若中土健运，寒水之气则可与火相合，若中土虚弱，则水火不合，寒水之气闭于外，火郁于内，湿热内生。对于克罗恩病而言，寒气在外闭阻气机出入之路，脾胃虚弱，湿热内阻，导致阳气陷而不举，内闭化毒，毒聚一处则攻破肠道形成穿孔。行手术治疗后，局部毒聚被解除，但是整体的格局还是存在，因此术后大便质硬，量少，需服用开塞露方可排便，舌暗红，苔白腻，脉沉弱。若从核心病机出发，阳气下陷及湿热内阻为主要矛盾，并以阳气下陷为矛盾的主要方面。

从主观症状而言，此案患者术后只有一个不适症状，就是大便排出欠畅，质硬，需使用开塞露、乳果糖方可排出，脉象沉弱。因此首诊的方药选择在健脾益气的基础上给予一味柴胡以升阳，考虑大便干硬，因此使用肉苁蓉以润补通便，但二诊反馈的疗效不佳。结合发病当年运气提示存在湿热郁毒的情况，脉沉弱则提示了脾胃虚弱，托举无力，湿热郁毒与阳气均陷入肠腑，交织难解，发为此病，因此出现舌暗红而苔白腻，舌象与脉不吻合，提示病情难愈，治疗难度较大。

因此治疗上当以健脾益气为主旋律，但是其大便硬并非整体阴分不足，实际是湿热郁毒与阳气均陷入肠腑导致局部热化伤津，因此升阳除湿与火郁发之的手段于此处结合使用，同时满足条件的东垣药方中，最常用的是升阳益胃汤，故在初诊无效后调整为升阳益胃汤，大便情况则得到改善，后期舌象转为淡红或淡胖，苔转为薄白，此时患者的本象才显现出来。

升阳益胃汤出自《脾胃论·肺之脾胃虚论》，书中记载："脾胃之虚，怠惰嗜卧，四肢不收，时值秋燥令行，湿热少退，体重节痛，口苦舌干，食无味，大便不调，小便频数，不嗜食，食不消。兼见肺病，洒淅恶寒，惨惨不乐，面色恶而不和，乃阳气不伸故也。当升阳益胃，名之曰升阳益胃汤。"升阳益胃汤为足太阴、阳明药，以升为主，以降为辅，治脾胃气虚，湿热困阻，肺虚不护诸证。东垣原文表明本方以升阳与益胃为主，淡渗清利为辅，故后世医家的方解基本围绕此展开，如《医方集解·补养之剂》中云："六君子助阳益胃，补脾胃之上药也（参、术、苓、草、陈皮、半夏），加黄芪以补肺而固卫，芍药以敛阴而调荣，羌活、独活、防风、柴胡以除湿痛（羌活除百节之痛）而升清阳，茯苓、泽泻以泻湿热而降浊阴，少佐黄连以退阴火，补中有散，发中有收，使气足阳升，自正旺而邪服矣。"清代的喻昌将此方的方药分为三个模块：益胃、升阳、降火利湿。他说："升阳方中，半用人参、黄芪、白术、甘草益胃，半用独活、羌活、防风、柴胡升阳，复以火本宜降，虽从其性而升之，不得不用泽泻、黄连之降，以分杀其势，制方之义若此。"

此案还有一个特点需要分析，就是湿热与便硬难解的关系，一般情况而言，湿热所导致的大便难解，大便一般是黏腻沾厕，排便不尽的感觉，但是此患者却以大便质硬为特点，这是临床中较为特殊的一种表现。国医大师路志正在其专著中称此为"湿秘"，病机是湿郁于三焦，致肺之宣发肃降失常，肺气不降，则便难传送，从而引起或加重便秘，治法当以宣肺化湿、理气通便为法，路老方药选择《温病条辨》的宣清导浊汤加减进行治疗，路老的方法以降为主。东垣对于湿证的处理提出了自己的看法，"病虽即已，是降之又降，复益其阴，而重竭其阳也"，故提倡"大法寒湿之胜，风以平之"，又曰："下者举之，圣人之法，举一可知百矣"，所以本案使用升阳除湿法处理"湿秘"。清代王子接的《绛雪园古方选注·升阳益胃汤》中提到升阳益胃汤为"东垣治所生受病肺经之方也"，"盖脾胃虚衰，肺先受病，金令不能清肃下行，则湿热易攘，阳气不得伸，而为诸病。当以羌活、柴胡、防风升举三阳经气，独活、黄连、白芍泻去三阴郁热，佐以六君子调和脾胃，其分两独重于人参、黄芪、半夏、炙草者，轻于健脾，而重于益胃，其升阳之药，铢数少则易升，仍宜久煎以厚其气，用于早饭午饭之间，藉谷气以助药力，才是升胃中之阳耳。至于茯苓、泽泻，方后注云：小便利不淋勿用，是渗泄主降，非升阳法也"。另外,升阳药物众多,为何升阳益胃汤选择以入太阳经为主的升阳药物呢,在《玉机微义·治虚热升阳之剂》中找到了答案,其曰:"此手太阴、足阳明、太阴之药。欲升浮中焦下陷之气,故加太阳诸经药也。"

本案后期因为脉沉弱尝试给予当归、制何首乌、黄精、淫羊藿等补肾养血的药物,但很快就出现中焦阻滞表现,提示脾胃虚弱基础上,以阳气下陷及湿热内阻为主要矛盾的时候,过用补药,反而影响中焦功能,存在加重主要矛盾的风险,因此谨守病机,辨时、辨证及辨症结合用药,对于克罗恩病而言,方为较为合理的治疗手段。

(黄智斌 胡锦辉 陈 延)

案例三 中药配合全肠内营养诱导缓解案

林某,女,27岁,2016年7月14日初诊。

主诉:反复腹泻伴体重持续下降2年余。

现病史:患者2年前开始出现腹泻,伴体重下降,于某三甲医院确诊为克罗恩病(回结肠型,非狭窄非穿通),使用激素+6-巯基嘌呤(6-MP)治疗1年余,复查肠镜有好转,后因生育要求改用全肠内营养支持治疗3个月。近期出现病情反复,并见咽喉溃疡,予甘草泻心汤不效。2016年7月13日 ESR 74mm/h,hs-CRP 47.9mg/L。肝、肾功能正常。

既往史:曾因肛瘘行手术治疗。否认高血压、糖尿病等内科疾病病史,否认肝炎、结核等传染病病史,否认其他手术、重大外伤及输血史。

过敏史:否认药物、食物及接触物过敏史。

刻下症:

(1)肠道症状:水样便,每日3次,无便血,阵发性脐周胀痛,矢气频。

(2)全身症状:精神一般,易疲倦,四末不温,无发热寒战,无胸闷心悸,无恶心呕吐,无潮热盗汗,无口干,无口苦、口淡、口甜、口咸,纳差,眠可,小便不利。

(3)肠道外表现:咽喉溃疡,无关节病变,无皮肤病变,无眼病,无肝胆疾病,无血管病变,无肺部损害。

(4)营养表现:形体偏瘦,生长发育、性发育正常。体重:50.3kg,身高:163cm。

(5)舌脉:舌淡红,齿印,苔薄白,脉细弱数,右尺沉。

中医诊断:泄泻。

中医证型:寒水之气太过。

西医诊断:克罗恩病(回结肠型,非狭窄非穿透,肛瘘术后,活动期,轻-中度)。

西药处方：全胃肠营养方案。

治法：温补真阳以化寒湿。

中药处方：自拟太阳寒水方加减。

鹿角胶（烊化）5g，煅牡蛎（先煎）15g，制远志 5g，炙甘草 10g，茯苓 15g，草果（后下）5g，苍术 30g，草豆蔻 5g，酸枣仁 5g。

水煎内服，每日 1 剂，再煎服用，共 21 剂。

2016 年 8 月 4 日二诊

刻下症：咽喉溃疡好转，大便不成形，每日 1 次，无便血，无腹痛，时有吞咽胸骨后疼痛感，矢气频，易疲倦，四末不温，纳差，眠可，小便不利，舌淡，齿印，苔薄白，脉细弱，右尺沉。原方去鹿角胶，加赤石脂（先煎）15g。

中药处方：赤石脂（先煎）15g，煅牡蛎（先煎）15g，制远志 5g，炙甘草 10g，茯苓 15g，草果（后下）5g，苍术 30g，草豆蔻 5g，酸枣仁 5g。

水煎内服，每日 1 剂，再煎服用，守方至 2016 年 11 月 17 日。

2016 年 11 月 17 日三诊

刻下症：近期口腔溃疡较为明显，大便如水状，每日 1 次，上腹部有隐痛感，粪较臭，口部有干燥感，纳改善，眠可，小便可，舌淡，齿印，苔薄白，脉细数。考虑寒湿以化，丙申年为少阳相火司天，目前少阳相火困于阳明腑中，不得下降，调整处方。

中药处方：六神曲 15g，茯苓 10g，鸡内金 15g，泽泻 10g，白术 15g，法半夏 10g，山楂 10g，海螵蛸 15g。

水煎内服，每日 1 剂，再煎服用，共 30 剂。

2016 年 12 月 15 日四诊

刻下症：近期大便每日 1 次，质烂，伴上腹部有隐痛感，胃纳一般，睡眠一般，小便黄，舌淡红，苔薄白，脉细。太阳寒水客气逐渐交至厥阴风木客气，同时厥阴风木在泉，风木为主导，克罗恩病因以脾虚为基础，故调整处方为八仙糕方加减，以固脾为先。

中药处方：太子参 15g，甘草 10g，山药 15g，白术 15g，莲子 10g，薏苡仁 15g，茯神 10g，芡实 10g，土茯苓 15g。

水煎内服，每日 1 剂，再煎服用，共 30 剂。

2017 年 1 月 12 日五诊

刻下症：近期大便每日 1 次，基本成形，伴脐部刺痛，矢气或排便后好转，胃纳一般，睡眠一般，小便黄，舌淡红，苔薄白，脉细。守方加减治疗。

治疗期间部分关键指标：

2016 年 8 月 3 日 hs-CRP：14.6mg/L，ESR：51mm/h。

2016 年 8 月 25 日 hs-CRP：8mg/，ESR：62mm/h。

2016 年 11 月 15 日 hs-CRP：40.5mg/L，ESR：75mm/h。

2016 年 12 月 14 日 hs-CRP：27.2mg/L，ESR：67mm/h。

2017 年 1 月 10 日 hs-CRP：20.3mg/L，ESR：67mm/h。

2017 年 4 月 12 日 hs-CRP：1.0mg/L，ESR：18mm/h。

按语

全胃肠营养作为一种治疗方案，一般认为对于克罗恩病儿童患者是有效的，对于成人来说，则评价不一。本患者的情况比较特殊，病程较长，已经给予免疫抑制剂治疗且有效，按照常规的思路，应该是维持免疫抑制剂的治疗最为合适，但患者有生育要求，而且没有使用生物制剂的经济能力，所以，外院制订全胃肠营养的方案也是无奈的选择，从患者整体的发病及治疗过程来看，全胃肠营养的疗效并不十分理想，所以，在外院制订的全胃肠营养治疗的基础上，给予中医药辅助治疗。

患者最早使用的治疗方案是黄芪四君子汤，使用了一个半月左右，出现了牙龈肿痛及咽喉疼痛等情况，根据用药后抽血的情况来看，ESR 和 hs-CRP 是略有下降的，说明黄芪四君子汤加减对克罗恩病的维持缓解是有一定效果，但患者因牙龈肿痛拒绝再服用偏补的药物，后给予甘草泻心汤加减，虽然牙龈肿痛有所好转，但 ESR 和 hs-CRP 有所反复。此时面临一个矛盾，是患者的临床不适感更为重要一些，还是现代的客观指标更为重要一些，在难以做出决定的情况下，我们决定放弃原有的思路，从另外的角度思考应该如何处理本患者的问题。

其实治疗除常规的辨证论治、辨病论治外，还可以从其他的角度来对疾病进行处理，这种思路对于病情复杂的患者尤为重要，李杲所著的《脾胃论》一书中，在"脾胃虚实传变论"、"脏气法时升降浮沉补泻之图"、"气运衰旺图说"等章节，都提到了根据运气变化来诊治疾病的方法。

2016 年是丙申年，岁运为太水，太过之年，《素问·气交变大论》曰："岁水太过，寒气流行，邪害心火。民病身热烦心躁悸，阴厥上下中寒，谵妄心痛，寒气早至，上应辰星。甚则腹大胫肿，喘咳，寝汗出憎风，大雨至，埃雾朦郁，上应镇星。上临太阳，雨冰雪，霜不时降，湿气变物，病反腹满肠鸣，溏泄食不化，渴而妄冒，神门绝者死不治，上应荧惑、辰星。"岁运为水寒之气太过，易伤阳气，克罗恩病患者存在脾胃虚弱、阳气下陷的基础，本已四末不温，又遇太水之岁，脾阳受其害，则不能升清，故腹泻、矢气频；脾虚不能化湿，湿气随下陷之中气下流于肾，郁而生热，化为阴火；当是之时，脾胃虚损，中气不足，谷气不得升浮，心无所养，心不主令，相火代之，又兼寒闭于表，虚热不能发散，则咽喉溃疡，如《内外伤辨惑论·辨寒热》所言："是热也……乃肾间受脾胃下流之湿气，闭塞其下，致阴火上冲。"治则遵《素问·至真要大论》"寒淫所胜，平以辛热，佐以甘苦，以咸泻之"。处方主要由辛温之远志、草果、草豆蔻、苍术，甘平之炙甘草、茯苓，咸温之鹿角胶组成。其中，鹿角胶温补肾阳，补火暖土；草果、草豆蔻、苍术温中燥湿；炙甘草、茯苓健脾渗湿；酌加煅牡蛎味咸兼能收涩止泻；

远志、酸枣仁补心，交接水火，制阴火上冲之势，同时，又具升提之能，如《本草正》言："远志……以其气升，故同人参、甘草、枣仁，极能举陷摄精，交接水火。"另外，远志配入方中，还能起醒脾补脾作用，如《本草汇言》引沈则施曰："远志……同黄芪、甘草、白术能补脾。"《药品化义》曰："远志……又取其辛能醒发脾气，治脾虚火困，思虑郁，故归脾汤中用之。"

服药半个月起效后，结合丙申年为少阳相火司天，经云："少阳司天，火淫所胜，则温气流行，金政不平。民病头痛，发热恶寒而疟，热上皮肤痛，色变黄赤，传而为水，身面胕肿、腹满仰息、泄注赤白、疮疡、咳唾血、烦心，胸中热，甚则鼽衄……火淫所胜，平以酸冷，佐以苦甘，以酸收之，以苦发之，以酸复之。"故去咸温之鹿角胶，加甘、酸、涩之赤石脂，以酸收之，以酸复之，生肌敛疮。

及至 11 月下旬，太阳寒水客气逐渐交至厥阴风木客气，同时，厥阴风木在泉，经云："岁厥阴在泉，风淫所胜，则地气不明，平野昧，草乃早秀。"《类经·天地淫胜病治》释之曰："风淫于地，则木胜土，风胜湿，尘埃飞扬，故地气不明，平野昏昧。木气有余，故草乃早秀。"此时，一方面，容易出现肝木克土；另一方面，风能胜湿，患者脉细，易伤脾阴，《金匮要略·脏腑经络先后病脉证》曰："见肝之病，知肝传脾，当先实脾"，故从治脾入手，实则兼顾治肝。先时，患者大便烂，味臭，伴上腹部隐痛，故予消滞运脾之剂，疏解土中郁滞，后续则以滋补脾阴为法，缓缓调治，选方八仙糕。

八仙糕主治"痈疽脾胃虚弱，精神短少，饮食无味，食不作饥"，陈实功主张痈疽治疗应以脉象为准，不必拘于"初起必用寒凉、破后必用温补"之说，但见脉象虚弱，便予滋补。而李杲对疮痈的认识也强调脾胃功能失调，湿邪外伤或饮食不节，致脾不运化，气机郁滞，营气不从，逆于肉理，则发为疮痈，如《证治准绳·疡医》引李杲曰："言湿气外伤则荣气不行，营卫者，皆营气之所经营也，营气者胃气也，运气也。营气为本，本逆不行，为湿气所坏，而为疮痈也。膏粱之变，亦是言厚滋味过度，而使营气逆行，凝于经络为疮痈也。"补土流派倡导的脾胃虚弱为克罗恩病核心病机与此一脉相承。选方八仙糕的另一原因，在于其虽非专为治疗脾阴虚而设，但全方均由甘、淡药味组成，实合甘淡滋脾、淡养脾阴之法，原方制糕，遇饥随用，亦可避免滋腻，培养脾胃。

两个阶段的治疗，虽然用方、选药不同，但均围绕脾胃虚弱的克罗恩病核心病机，以"补土"为大法论治，且都取得了满意的疗效，ESR、hs-CRP 水平均有明显下降，可为临床借鉴。需要注意的是，"补土"并不等于纯补，克罗恩病往往也不是纯虚证，应视疾病的不同阶段，邪正虚实之不同，在"补土"的基础上，配合使用疏风清热解毒、祛湿活血化瘀、疏利三焦气机的药物，使正气得复，邪有出路。

实施全胃肠营养治疗后，患者可能会出现各种病情的变化，对于有潜在获益的患者或者无其他方案选择的患者来说，贸然停用是不合适的，如果在胃肠营治疗的同时，给予中医药治疗，可以提高疗效，改善患者的不适感，是值得我们去研究的。

（何家鸣　杨小静　陈　延）

案例四　纯中药治疗后成功怀孕案

刘某，女，26 岁，2015 年 10 月 8 日初诊。

主诉： 反复腹痛、腹泻 9 年余。

现病史： 患者 9 年前无明显诱因出现腹痛、腹泻，在外院确诊为克罗恩病，具体治疗不详，2012 年 2 月患者出现便血在外院住院，查肠镜：①回肠溃疡；②结肠毛细血管扩张可能。CT 小肠成像（CTE）：①中下腹部及盆腔第 5、6 组小肠（回肠远端）多节段炎症，结合临床，符合小肠克罗恩病；②胆囊未见显示，肝内胆管轻度扩张；③左腰部皮下积气，部分皮下软组织稍增厚。予硫唑嘌呤+激素治疗，后激素逐渐减量。2013 年患者腹痛加重，大便烂，矢气频，复查 CTE 提示克罗恩病活动期，第 4、5、6 组部分小肠、回盲部管壁增厚。诊断为克罗恩病合并不完全性肠梗阻。因患者有生育要求，要求纯中医治疗。近期因劳累后出现症状加重，腹痛、大便次数增多。

既往史： 慢性肝炎、珠蛋白生成障碍性贫血病史，否认高血压、糖尿病等内科疾病病史，否认结核等其他传染病病史，否认手术、重大外伤及输血史。

过敏史： 否认药物、食物及接触物过敏史。

刻下症：

（1）肠道症状：阵发性脐周疼痛，进食后疼痛加重，大便每日 2 次，质烂，色黄，无黏液脓血便，无里急后重，不伴肛门疼痛。

（2）全身症状：精神疲倦，形体消瘦，无恶心呕吐，无胸闷心悸，无发热寒战，无潮热盗汗，无口味异常，口干（下午与夜间为主），手足心发热，纳可，睡眠一般，间断服用辅助睡眠药物（如唑吡坦、阿普唑仑等）。

（3）肠道外表现：无关节病变，无皮肤病变，无眼病，无肝胆疾病，无血管病变，无肺部损害。

（4）营养表现：生长发育、性发育正常，有消瘦、贫血等营养不良表现。

（5）舌脉：舌尖红，有裂纹，苔薄白，脉细弱。

中医诊断： 腹痛。

中医证型： 气血亏虚。

西医诊断： 克罗恩病（回结肠型，狭窄，非穿透，缓解期）。

西药处方： 无。

治法： 益气血，养心脾。

中药处方： 归脾汤加减。

党参 10g，白术 15g，炙甘草 10g，莲子（打碎）15g，黄精 20g，龙眼肉 15g，酸枣仁 10g，百合 15g，升麻 5g，黄芪 15g，枸杞子 20g。

水煎内服，每日 1 剂，再煎服用，以归脾汤加减治疗 10 个月，患者大便情况逐步好转，睡眠改善，停服助眠药物。

2016 年 8 月 4 日二诊

刻下症：近期腹痛反复，脐上阵发性隐痛，下午多发，无呕吐，时有上腹部隆起，大便基本成形，每日 2 次，无黏液脓血，纳、眠一般，易醒，小便黄，舌淡红，苔薄白，中有裂纹，脉细弱。考虑肠道炎症反复，调整为薏苡附子败酱散加减治疗。

中药处方：败酱草 10g，熟附子（先煎）15g，乳香 10g，莪术 5g，小茴香 5g，炒薏苡仁 15g，当归 10g，吴茱萸 3g，莲子 10g，土白术 15g，茯苓 10g，砂仁（后下）5g。

水煎内服，每日 1 剂，再煎服用，以薏苡附子败酱散加减治疗 3 个月，患者腹痛基本消失，大便质软，每日 2 次，无黏液脓血。

2016 年 12 月 29 日三诊

刻下症：腹痛不明显，时有肠鸣，大便偏烂，每日 2～3 次，纳、眠一般，舌淡，苔薄白，中间有裂纹，脉细偏弱，右尺脉略有力，右关脉偏弱。目前气阴不足为主，调整为甘麦大枣汤加味治疗。

中药处方：炙甘草 15g，浮小麦 15g，大枣 5g，法半夏 10g，山药 30g，莲子（打碎）10g，太子参 10g，甘草 10g，白芍 15g。

水煎内服，每日 1 剂，再煎服用，以此为主方加减治疗至 2017 年 5 月，患者时有上腹隐痛发作，大便基本成形，每日 1 次，无黏液血便，纳、眠一般，舌淡，苔薄，中间裂纹，脉细弱，右脉偏沉，右关寸偏弱，因成功怀孕，停服中药。

治疗期间部分关键指标：

2016 年 1 月 20 日血常规：WBC 3.93×10^9/L，N% 42.7%，Hb 82g/L，PLT 273×10^9/L；hs-CRP＜3.27mg/L；ESR 15mm/h；肝功能 ALB 38.4g/L；肾功能正常。

2016 年 3 月 16 日血常规：WBC 3.25×10^9/L，N% 42.7%，Hb 116g/L，PLT 333×10^9/L。

2016 年 4 月 25 日血常规：WBC 5.84×10^9/L，N% 62.6%，Hb 139g/L，PLT 321×10^9/L；hs-CRP、ESR、肝功能、肾功能正常。

2016 年 12 月 9 日血常规：WBC 4.44×10^9/L，Hb 124g/L，PLT 317×10^9/L，ESR 24mm/h；hs-CRP、肝功能、肾功能正常。

按语

本例患者是一个使用纯中医治疗的医案，时间跨度接近 2 年之久，可见单纯使用中医药作为缓解期患者的维持缓解是可行的。

整个医案的时间跨度很长，其中有根据患者的一些突发事件而使用的药物，如感冒时、咽痛时等所开方药;也有根据克罗恩病疾病特点使用的方剂,从克罗恩病的临床特点来看,虚证是其主要的问题。

本例患者为克罗恩病缓解期,一方面,存在疾病的共性问题,即脾虚下陷,瘀毒结滞,具体表现:形体消瘦、神疲乏力、大便次数多,为脾胃虚弱;肠道深凹陷溃疡,为脾虚下陷;餐后腹痛,腹部拘急,甚则隆起,为瘀毒结滞。另一方面,存在两个特殊情况,一是育龄期妇女,有生育要求;二是不完全性肠梗阻。在治疗的时候,采取了分阶段方式。

(1)第一阶段:首诊时,患者因劳累诱发症状加重,腹痛、大便次数增多,在脾胃虚弱的基础上,元气被伤,如《内外伤辨惑论·饮食劳倦论》云:"苟饮食失节,寒温不适,则脾胃乃伤;喜怒忧恐,劳役过度,而损耗元气。"故而脉象细弱,此为正虚方面;邪实方面,腹痛以隐痛为主,舌苔不厚,可见邪不重;此时,当属正虚而邪不实,故治以补虚为主。

《内外伤辨惑论·饮食劳倦论》曰:"内伤脾胃,乃伤其气……伤内为不足,不足者补之……温之、和之、调之、养之,皆补也。"处方当以温养脾土为主,但本患者兼见口干,下午与夜间为主,手足心发热、眠一般、舌有裂纹等阴血不足、心神不宁表现,若过用温燥,则耗伤阴血,故选方归脾汤加减。

归脾汤出自《严氏济生方》,功能健脾益气,补血养心,治思虑过多,劳伤心脾,健忘怔忡,惊悸盗汗,发热体倦,食少不眠。处方以党参、白术、黄芪、莲子、炙甘草之甘温,以补脾;枣仁、龙眼肉、枸杞子之甘酸温,以补血养心安神,心者脾之母也,"虚者补其母",补心亦是补脾也;佐以百合养阴,升麻升阳;黄精一味,用量较大,《本经逢原》曰:"黄精,宽中益气,使五脏调和,肌肉充盛,骨髓强坚,皆是补阴之功。"《本草便读》谓其"味甘如饴,性平质润,为补养脾阴之正品",故用之既能补脾,又能养阴。

温补脾土,滋补阴血,既是恢复脾胃之常,改善克罗恩病的病理状态,也是为妊娠受胎积累基础,妊娠与肾关系最为密切,然脾为后天之本,与先天之肾相互为用,"脾非先天之气不能化,肾非后天之气不能生",因而,在种子保胎时,往往需要脾肾并治,因脾为气血生化之源,而女子以血为主,若脾胃虚弱,气血不足,则胎无所养,导致胎萎不长、胎动不安等问题,如《胎产心法·胎不长养过期不产并枯胎论》言:"胎之能长而旺者,全赖母之脾土输气于子。凡长养万物莫不由土,故胎之生发虽主乎肾肝,而长养实关乎脾土。所以治胎气不长,必用八珍、十全、归脾、补中之类,助其母气以长胎,免致多延日月。"

(2)第二阶段:使用归脾汤加减治疗10个月后,患者大便情况逐步好转,睡眠改善,停服助眠药物,至2016年8月,患者反复出现腹痛发作,伴腹部隆起,甚则进食难消化食物后呕吐,不完全性肠梗阻症状成为主要矛盾,此时,腹部疼痛部位固定,湿毒瘀血结于局部,气血不能流通,不通则痛,治疗以疏通开郁为大法,结合其四肢不温,偏于阳虚,选方薏苡附子败酱散加减。

本方出自最早规范论述肠痈的著述《金匮要略·疮痈肠痈浸淫病脉证并治》，方中以薏苡仁排脓消肿，开壅利肠；附子振奋阳气，辛热散结；败酱草解毒排脓，合当归、乳香、莪术活血破结，通血分瘀滞；辅以小茴香、吴茱萸温通止痛；白术、茯苓、莲子、砂仁扶脾祛湿。

除了药物治疗，本阶段尤须注意饮食调护，应进食易消化食物，少食多餐，以免加重结滞，助生内热，甚则酿脓。

（3）第三阶段：经过第二阶段治疗，患者腹痛已明显缓解，郁滞得通，本虚重新成为主要矛盾，此时，出现了一些新的症状，如情绪不稳定、纳、眠不佳、体重下降等，这与前一阶段，瘀毒壅滞化热，灼伤脾阴，肝失濡养相关。

"阳化气，阴成形"，脾阴是脾发挥其生理功能的物质基础，脾气由脾阳蒸化脾阴而生，若脾阴不足，一方面，势必导致脾气不足，出现运化功能失常的表现，如腹部满闷，不思饮食，大便烂；另一方面，脾为孤脏以灌四旁，脾阴性静兼，德为濡，故脾阴还承担着濡润脏腑四旁，散精于四肢的重要生理功能，即《素问·生气通天论》所云"藏真濡于脾"，若脾阴不足，则肌肉瘦削，同时，兼见其他脏腑阴虚的表现。据此，即不难理解患者的新发症状，脾阴不足，不能濡润肝阴，虚热燥扰，则会出现《金匮要略·妇人杂病脉证并治》所描述的症状："妇人脏躁，喜悲伤欲哭，象如神灵所作，数欠伸。"

治疗方面，脾阴虚宜宗《素问·五脏生成》"脾欲甘"及《素问·刺法论》中"欲令脾实……宜甘宜淡"之训，以"甘淡滋脾"、"淡养脾阴"为法，选方六神散（《三因极一病证方论》），"用四君加山药引入脾经，单补脾阴"（《慎斋遗书·卷七·虚损门》），配莲子，组成甘淡实脾阴之主方，再合甘麦大枣汤，用甘淡性平之浮小麦、大枣滋脾益阴，甘草补脾益气，补脾阴以养肝阴，脏阴足而郁证自消，脏躁自愈，亦合扶土抑木之法。

虚实夹杂是近现代医家对克罗恩病比较一致的认识，但在疾病发展及治疗过程中，虚实是如何变化的，应该如何辨证施治，谨以本案，浅析一二。

（何家鸣　李秋慧　陈　延）

案例五　纯中医治疗克罗恩病合并肛周脓肿案

邓某，男，40岁，2016年11月17日初诊。

主诉：反复腹泻伴肛周肿痛3个月。

现病史：缘患者2016年8月无明显诱因出现大便次数增多，每日4～5次，时硬时烂，便后偶见黄色黏液，无脓血便，便前腹胀，便后减轻，无腹痛，无发热，当时未予重视及诊治，至9月大便次数仍多并转为烂便，无脓血便，后逐渐出现肛周疼痛，里急后重感，肛周可触及肿物，遂至某医院就诊，诊断为肛周脓肿并行肛周脓肿切开引流术，术后肛周疼痛减轻，但术后肛周切口愈合不良，腹泻无改善，遂至我院门诊就诊，查肠镜示：①回肠末端、乙状结肠部分黏膜呈炎症改变；②肛管多发溃疡，待病理。发病以来体重下降约 5kg。

既往史：窦性心律不齐，否认高血压、糖尿病等内科疾病病史，否认有肝炎、结核等传染病病史，否认有重大外伤、手术史、输血史。

过敏史：否认药物、食物及接触物等过敏史。

刻下症：

（1）肠道症状：大便次数增多，每日 4～5 次，初成形后稀烂，未见不消化食物，无夹黏液及血便，无腹痛，肛周有膨胀感。

（2）全身症状：精神稍疲倦，形体一般，无发热寒战，无胸闷心悸，无恶心呕吐，无潮热盗汗，无口干口苦，无口淡、口甜、口咸，睡眠一般，纳可，小便黄。

（3）肠道外表现：无关节病变，无皮肤病变，无眼病，无肝胆疾病，无血管病变，无肺部损害。

（4）营养表现：生长发育正常，性发育正常，无消瘦、贫血、营养不良等表现；发病以来体重下降约 5kg。

（5）舌脉：舌淡红，苔白腻，脉偏滑。

中医诊断：肛痈。

中医证型：脾虚湿滞郁热。

西医诊断：克罗恩病（回结肠型，非狭窄非穿透+肛周脓肿，缓解期）。

西药处方：无。

治法：健脾升阳，行气化湿，清热解毒。

中药处方：自拟肛痈方。

金钱草 15g，败酱草 10g，乌药 10g，醋制香附 5g，海螵蛸 15g，苍术 10g，白术 10g，鸡内金 15g，法半夏 10g，浙贝母 5g。

水煎服，每日 1 剂，再煎服用，共 7 剂。

2016 年 12 月 1 日二诊

刻下症：服用前方后近几日大便每日 1～2 次，先成形后稍烂，无腹痛，肛周有膨胀感缓解，肠鸣减轻，纳可，睡眠一般，小便黄，舌淡红，苔白腻，脉偏滑。上方减金钱草至 5g。

中药处方：金钱草 5g，败酱草 10g，乌药 10g，醋制香附 5g，海螵蛸 15g，苍术 10g，白术 10g，鸡内金 15g，法半夏 10g，浙贝母 5g。

水煎服，每日 1 剂，再煎服用，共 14 剂。

2016 年 12 月 15 日三诊

刻下症：近日大便每日 2 次，基本成形，肠鸣减轻，无腹痛，肛周有膨胀感缓解，纳可，睡眠一般，小便黄，舌淡红，苔白腻，脉偏细。上方浙贝母与金钱草加量至 10g。

中药处方：金钱草 10g，败酱草 10g，乌药 10g，醋制香附 5g，海螵蛸 15g，苍术 10g，白术 10g，鸡内金 15g，法半夏 10g，浙贝母 10g。

水煎服，每日 1 剂，再煎服用，共 14 剂。

2016 年 12 月 29 日四诊

刻下症：近日给予肛周脓肿脓腔引流术，近期病情稳定，胃纳可，睡眠一般，小便黄，舌偏红，舌尖为主，苔薄黄微腻，以后部为主，脉偏细，重按有力。上方加淡竹叶 10g。

中药处方：金钱草 10g，败酱草 10g，乌药 10g，醋制香附 5g，海螵蛸 15g，苍术 10g，白术 10g，鸡内金 15g，法半夏 10g，浙贝母 10g，淡竹叶 10g。

水煎服，每日 1 剂，再煎服用，共 21 剂。

2017 年 1 月 19 日五诊

刻下症：近期病情稳定，胃纳可，睡眠一般，小便黄，舌偏红，舌尖为主，苔薄黄微腻，以后部为主，脉偏细，重按有力。原方加金钱草至 30g，加法半夏至 15g，加白术至 15g，加泽泻 10g。

中药处方：金钱草 30g，败酱草 10g，乌药 10g，醋制香附 5g，海螵蛸 15g，苍术 10g，白术 15g，鸡内金 15g，法半夏 15g，浙贝母 10g，淡竹叶 10g，泽泻 10g。

水煎服，每日 1 剂，再煎服用，共 30 剂。

2017 年 2 月 16 日六诊

刻下症：瘘口已经基本愈合，大便每日 2 次，基本成形，初硬后软，肠鸣消失，无腹痛，肛周膨胀感消失，胃纳可，睡眠差，小便略黄，舌淡红，有裂纹，苔薄黄，以后部为主，脉偏细。仍守前法，兼以补益气阴。

中药处方：金钱草 20g，败酱草 5g，乌药 10g，醋制香附 5g，海螵蛸 15g，苍术 10g，白术 15g，鸡内金 10g，法半夏 15g，浙贝母 5g，淡竹叶 5g，泽泻 5g，大枣 5g，太子参 5g，麦冬 5g，山药 10g。

水煎服，每日 1 剂，再煎服用，因病情稳定，维持服用此方至 2017 年 9 月 7 日。

2017 年 9 月 7 日七诊

刻下症：病情基本同前，大便每日 2 次，基本成形，前硬后软，矢气减少明显，无腹痛，肛周膨胀感消失，胃纳可，睡眠好转，小便黄，舌淡红，有裂纹，苔薄黄，以后部为主，脉偏滑。上方去败酱草、香附，金钱草减量至 15g，加浙贝母至 10g，加泽泻至 20g，加白芷 10g。

中药处方：金钱草 15g，乌药 10g，海螵蛸 15g，苍术 10g，白术 15g，鸡内金 10g，法半夏 15g，浙贝母 10g，淡竹叶 5g，泽泻 20g，大枣 5g，太子参 5g，麦冬 5g，山药 10g，白芷 10g。

水煎服，每日 1 剂，再煎服用，共 50 剂。

2017 年 11 月 2 日八诊

刻下症：病情基本同前，舌淡红，有裂纹，苔薄黄腻，以后部为主，脉偏濡。前方加鸡内金至 15g，泽泻减至 15g，去麦冬。

中药处方：金钱草 15g，乌药 10g，海螵蛸 15g，苍术 10g，白术 15g，鸡内金 15g，法半夏 15g，浙贝母 10g，淡竹叶 5g，泽泻 15g，大枣 5g，太子参 5g，山药 10g，白芷 10g。

水煎服，每日 1 剂，再煎服用，共 50 剂。

2017 年 12 月 21 日九诊

刻下症：病情基本同前，舌偏红，有裂纹，苔薄黄，脉偏濡。前方去浙贝母，加土茯苓 30g、关黄柏 10g。

中药处方：金钱草 15g，乌药 10g，海螵蛸 15g，苍术 10g，白术 15g，鸡内金 15g，法半夏 15g，淡竹叶 5g，泽泻 15g，大枣 5g，太子参 5g，山药 10g，白芷 10g，土茯苓 30g，关黄柏 10g。

水煎服，每日 1 剂，再煎服用，随后守方治疗，随症加减。

治疗期间部分关键指标：

2017 年 7 月 20 日 hs-CRP、ESR、血常规、肝肾功能均正常。

2017 年 12 月 21 日 hs-CRP、ESR、血常规、肝肾功能均正常。

2018 年 8 月 29 日肠镜示：回肠末端及结直肠黏膜未见异常。

按语

肛周病变可作为少部分克罗恩病患者的首诊表现，此案合并了体重下降，于我院门诊及住院部完善相关检查后，诊断为克罗恩病（回结肠型，非狭窄非穿透+肛周脓肿，缓解期），患者主要问题为肛周病变与腹泻，肛周不适为最主要就诊原因，本案治疗全过程主要围绕肛周病变进行。

克罗恩病肛周脓肿属中医"肛痈"范畴，肛瘘属于"瘘（漏）"的范畴，在古代，因没有盆腔磁共振等设备，多通过症状特点作为病名进行描述，所以文献记载均提及先有肛痈而后发展为瘘，而实际上肛瘘在肛周脓肿形成过程中已经存在，对克罗恩病患者进行肛周检查时如果发现有肛周包块，且有触痛及波动感，常常提示可能为肛周脓肿，在肛周附近皮肤触及条索状线体感觉，多提示存在肛瘘。我们认为克罗恩病肛周病变形成的基础为脾气虚弱，阳气下陷，浊毒入侵肛门，形成肛周脓肿，毒盛则脓破成瘘，《临证一得方·肛痈》言："肛旁痈虽系湿热为患，究因先天不足，水不润金，肺阳下陷大肠，致溃久不敛。恐延内热，咳呛成怯最易。"《外科证治秘要·各论》曰："肛门痈湿热所结，由于酒色而成。初起寒热，绕肛红肿而痛，大便不通，最易成脓。绕肛成脓者，为脏头毒。偷粪鼠或左或右成脓，小者名偷粪鼠，大者名肛门痈。"急性期当以化浊解毒为要，痈破瘘成后，治疗必须在补虚基础上，兼化浊解毒，否则瘘管较难愈合，对于补虚这一观点，在《外科证治秘要·各论》亦有提出"宜补，兼去湿热"。

本案症状、舌脉均较为简单，但是肛周病变是困扰专门从事炎症性肠病研究医师的难题所在，无论是内科医师，还是外科医师，目前除了挂线引流外，暂未能有较好的手段促进肛瘘愈合。本案治疗过程紧握"脾气虚弱，阳气下陷，浊毒入侵肛门"的基本认识，进行立法处方，方剂主要由六组药对构成：苍术配白术、鸡内金配白术、白术配半夏、乌药配香附、金钱草配败酱草、海螵蛸配浙贝母，六组药对达到健脾、升陷、化浊、解毒的作用。

苍术配白术：《玉楸药解》云："白术守而不走，苍术走而不守，故白术善补，苍术善行。其消食纳谷，止呕住泄亦同白术，而泄水开郁，苍术独长。"《本草崇原》曰："凡欲补脾，则用白术，凡欲运脾，则用苍术，欲补运相兼，则相兼而用，如补多运少，则白术多而苍术少，运多补少，则苍术多而白术少。"二术搭配可以达到健脾化浊止泻作用。

鸡内金配白术：此药对出自《医学衷中参西录》之健脾化痰丸，用于治疗脾胃虚弱，不能运化饮食，以致生痰。具有升降中焦，补消结合，健脾化浊之效。

白术配半夏：白术健脾主升，半夏益胃主降，升降中焦，化湿浊，运中焦。

乌药配香附：具有调气血、解郁结的功效，此为青囊丸的组合，治疗一切气病，与二术结合使用，行气消胀的力度明显，但无伤正的弊端，对于午后腹胀明显的更为适用。

金钱草配败酱草：用于淋证、黄疸、睾丸炎等，但这些疾病有共同特点即湿热互结，热有化毒的表现，使用此药对既能祛湿浊，又可解热毒，非常适合克罗恩病肛周病变患者使用，故本案坚持使用此药对。

海螵蛸配浙贝母：海螵蛸的收敛止血与浙贝母的清热化痰、散结解毒搭配使用，一收一散，适用于肛瘘流脓的状态，既能散解浊毒，又能收敛促进愈合，收而不留邪，散而不碍闭。

本方案在治疗过程中根据患者的腹泻、腹痛、肛周脓肿、肛瘘情况及舌脉进行细微调整，后期加入了淡竹叶、山药、麦冬、黄柏、土茯苓等药物，最后达到了肛周脓肿消散、肛瘘愈合的效果，复查肠镜及相关炎症指标均恢复正常。

（黄智斌　杨小静　陈　延）

案例六　纯中药治疗肛瘘案

梁某，男，24岁，2017年3月1日初诊。

主诉：反复右前方肛旁硬结肿痛流脓2个月余。

现病史：2017年1月患者出现右前方肛旁硬结肿痛流脓，查肛周磁共振考虑右侧肛瘘并肛管周围脓肿形成，并累及阴囊右侧。1月26日查肠镜：①回盲瓣炎；②升结肠溃疡；③距肛门39～43cm处结肠炎症性病变。2月查CTE：降结肠改变，考虑炎性改变，请结合临床；直肠下端右旁改变，考虑肛瘘。胶囊内镜：小肠多发溃疡（考虑为克罗恩病），请结合临床。2017 年 2 月查血常规：WBC 10.66×10^9/L，HCT 39.9%，hs-CRP 112.59mg/L。结核抗体阴性。

既往史：否认高血压、糖尿病等内科疾病病史，否认肝炎、结核等传染病病史，否认手术、重大外伤或输血史。

过敏史：否认食物及药物过敏史，否认其他药物、食物及接触物过敏史。

刻下症：

（1）肠道症状：现无明显腹部不适，大便次数稍多，质正常。肛周病变：肛门有不适感，时有黄色黏液流出。

（2）全身症状：精神可，形体适中，无发热寒战，无胸闷心悸，无恶心呕吐，无潮热盗汗，无口味异常，纳、眠可，生殖器周围无溃疡。

（3）肠道外表现：无关节病变，无皮肤病变，无眼病，无肝胆疾病，无血管病变，无肺部损害。

（4）营养表现：近期体重稳定，生长发育、性发育正常，无消瘦、贫血、低蛋白血症等表现。

（5）舌脉：舌淡红，苔薄黄，脉弦略滑。

中医诊断：肛瘘。

中医证型：脾虚湿阻郁热。

西医诊断：克罗恩病（回结肠型，非狭窄非穿透，肛瘘，活动期，轻度）。

西药处方：无。

治法：健脾益气，升阳散火，佐以活血。

中药处方：自拟肛瘘方加减。

黄芪 20g，当归 10g，党参 15g，白芷 10g，防风 10g，炙甘草 10g，桔梗 10g，肉桂（焗服）3g，红花 5g，川芎 10g。

水煎内服，每日 1 剂，再煎服用，共 29 剂。

2017 年 3 月 30 日二诊

刻下症：患者近期行肛瘘挂线引流术，目前无自觉不适，肛周时有黄色黏液流出，纳、眠可，小便可，舌淡红，苔薄黄，脉弦略滑。考虑肛周仍有黄色黏液流出，脉弦滑，郁热较为明显，上方减少温燥之药。

中药处方：五指毛桃 15g，当归 5g，太子参 10g，白芷 10g，防风 10g，甘草 10g，桔梗 10g，肉桂（焗服）3g，红花 5g，川芎 10g，关黄柏 10g。

水煎内服，每日 1 剂，再煎服用，共 7 剂。

2017 年 4 月 6 日三诊

刻下症：目前大便次数为每日 1 次，偏软，肛门部有发痒感，时有黄色黏液流出，纳、眠可，小便可，舌淡红，苔薄白，脉弦略滑。肛门部有发痒感，考虑湿气下注，原方去肉桂、红花、川芎，加升麻 5g、苍术 5g、白术 5g 以升阳除湿，加五味子 5g 以防伤阴。

中药处方：五指毛桃 15g，当归 5g，太子参 10g，白芷 10g，防风 10g，甘草 10g，桔梗 10g，升麻 5g，苍术 5g，白术 5g，五味子 5g，关黄柏 10g。

水煎内服，每日 1 剂，再煎服用，共 40 剂。

2017 年 5 月 18 日四诊

刻下症：大便每日 1 次，偏软，肛门部有发痒感，时有黄色黏液流出但较前减少，纳、眠可，小便可，舌淡红，苔薄，脉弦略滑。上方加丹参 5g。

中药处方：五指毛桃 15g，当归 5g，太子参 10g，白芷 10g，防风 10g，甘草 10g，桔梗 10g，升麻 5g，苍术 5g，白术 5g，五味子 5g，关黄柏 10g，丹参 5g。

水煎内服，每日 1 剂，再煎服用，共 14 剂。

2017 年 6 月 1 日五诊

刻下症：大便每日 1 次，偏软，肛门部发痒感减轻，时有黄色黏液流出但较前减少，中午服药后腹部肠鸣明显，纳、眠可，小便可，舌淡红，苔薄，脉弦略滑。考虑腹部肠鸣明显，为土气不足，风药扰动，上方去升麻，加山药 15g。

中药处方：五指毛桃 15g，当归 5g，太子参 10g，白芷 10g，防风 10g，甘草 10g，桔梗 10g，山药 15g，苍术 5g，白术 5g，五味子 5g，关黄柏 10g，丹参 5g。

水煎内服，每日 1 剂，再煎服用，共 30 剂。

2017 年 6 月 29 日六诊

刻下症：大便每日 1 次，偏软，肛门部发痒感消失，黄色黏液较前减少，中午服药后腹部肠鸣消失，纳、眠可，小便可，舌淡红，苔薄，脉略滑。近期无体重减轻。守方治疗。

治疗期间部分关键指标：2017 年 11 月 4 日 ESR 13mm/h，hs-CRP 19.6mg/L。

按语

肛门周围病变是克罗恩病的重要临床表现，甚至可为本病的首发或主要临床症状，而肛瘘又是其中极为常见者。克罗恩病肛瘘具有反复发作倾向，且常为复杂性肠瘘，瘘管难以愈合，使其有别于单纯性肛瘘。一般肛瘘可以通过手术治疗而获得痊愈，但克罗恩病的肛瘘术后复发率高，而且伤口不容易愈合，所以较少使用手术的方法进行处理。按照目前相关的指南和文献的结果，对克罗恩病合并肛瘘有疗效的治疗方案主要是生物制剂和全胃肠营养，其中生物制剂对肛瘘的疗效比较肯定，但其费用较高，很多患者无法承受；全胃肠营养目前还处于研究阶段，相关的报道并不太多，而且全胃肠营养多用于儿童患者，对于成人的疗效目前还未获得国际上相关指南的认可。所以，目前对于克罗恩病合并肛瘘的患者大多采用挂线引流的方法，保持瘘管内引流通畅，改善肛周的感染情况，但这种治疗，对患者的生存质量还是有一定影响的。

我院根据患者的实际情况，自拟了肛瘘方，专门用于克罗恩病合并肛瘘的患者。该方从托里十补散化裁而来。以黄芪、党参补脾益气，当归、川芎、红花补血活血，白芷、桔梗、甘草解毒排脓，防风透邪外出，兼以胜湿升阳，少佐肉桂散寒，助阳托毒。全方为表里气血双补之剂，在补益气血、扶正托毒基础上，配合排脓、外透，自里而外，通达气血，务必在祛除邪气的同时，顾护正气。需要注意的是，使用内托法，应保持瘘管引流通畅，如挂线法等，让邪有出路，否则徒增郁滞，病反加重。

二诊时，患者已行挂线治疗，术后时间尚短，且引流液色黄，舌苔薄黄，加黄柏清下焦湿热，"气有余便是火"，易黄芪、党参为五指毛桃、太子参以免化火伤肉，闭门留寇。

三诊时加入苍术、白术、升麻，是由于患者肛门有黄色分泌物，而且肛门瘙痒，为湿热下注，取李杲升阳除湿之意。

瘘往往是痈疽的后遗疾患，如《疮疡经验全书·坐马痈》曰："坐马痈，此毒痈受在肾经，虚毒气热，毒伤于内大肠之经，并聚成毒，发为漏疮。"《医宗金鉴·悬痈》曰："悬痈毒生于会阴穴，初如莲子渐如桃，三阴亏损湿热郁，溃久成漏为疮劳。"

除了湿、热、毒等常见致病因素外，补土学术流派结合克罗恩病的临床特点，提出本虚，尤其是土虚，气血生化乏源，是克罗恩病肛瘘发病的根基。本病的特点是反复发作，难以愈合，其人常形体消瘦，面色无华，《医宗金鉴·痈疽总论治法歌》云："凡疮肿已成，不能突起，亦难溃脓，或坚肿不赤而疼，或不疼，脓少清稀，疮口不合，皆气血虚也。"

治疗方面，肛周位处躯干下部，毒邪深入至此，非内托不能外出，如陈实功曰："臀居小腹之后，肌肉顽厚，毒既到此，必须内托为脓，溃后最易收敛。"故其治法，须攻补兼施，内托为主，佐以祛邪，即《医宗金鉴·痈疽总论治法歌》所云："宜以大补气血，调和营卫为君，祛毒为佐，加以辛香，行其郁滞，加以温热，御其风寒，候脓出肿消，腐肉尽去，气血充起，新肉自然生矣。"

虽然克罗恩病肛瘘多属虚实夹杂，但在病程的不同阶段，应分别处理，若肛周焮红疼痛，甚则身热恶寒，但渗液不多，口干，舌红苔黄，脉滑数，此时以清热解毒、化湿活血为主；若肛周渗出物逐渐增多，渗液黄稠，则应兼顾疏风清热，发散火郁，酌用荆芥、防风等；及后逐步过渡为内托祛毒，最后以调理脾胃维持疾病缓解。

用药后患者的肛瘘情况明显好转，临床不适感也有所减轻，但检查发现 hs-CRP 明显高于正常，说明本患者克罗恩病的病情尚未完全稳定，这也与用药的方向有关，本方以解决肛周病变为主，对克罗恩病的整体病情控制的力量不足，在临床上与免疫抑制剂联合使用效果更佳（详见"从托补角度治疗克罗恩病合并肛瘘案"），如果希望用本方同时解决肛瘘和克罗恩病，可能需要在配方中进行调整，比如加入化浊毒的半枝莲、白花蛇舌草之类的药物，但我们没有进行这方面的临床观察及研究，所以只能客观展示，不能妄加推理。

（何家鸣　周巧萍　陈　延）

第二节 中西医结合治疗医案

由于目前中医治疗尚不是克罗恩病的主流治疗方案，所以在临床上接受规范西医治疗的患者还是很多的，这些患者来就诊时，如果断然让其停用正在进行的方案，改为纯中医治疗，有引起病情波动的风险，但如果仅仅在西医治疗的同时，叠加中医治疗，又无法体现出中医的价值，有画蛇添足之感，所以，中西医结合不是简单的中药+西药的结合，而是应该明确中医治疗的目的和定位，既解决了目前西药治疗中尚无法解决的问题，又不对现行的治疗方案产生不利的影响，最终应该是以解决临床的问题，提高临床的疗效为目标的。

本节案例中案例一解决了克罗恩病患者无法使用免疫抑制剂及生物制剂也能维持缓解的问题，虽然使用 5-氨基水杨酸类药物用于维持缓解不被指南所推荐，但这种情况在临床上并不少见，通过中医的介入，在不增加副作用的情况下提高了疗效，这样才能体现出中医药的作用和价值。案例二与案例一相比，已经使用了免疫抑制剂，按照常规来说，不使用中药也是可以的，但患者在治疗期间出现过白细胞降低的情况，所以西医方面也是给了一个"1.5 方案"，用不足量的硫唑嘌呤+不足量的美沙拉嗪，虽然炎症指标一直都比较稳定，但临床症状较多，也对患者产生了困扰，对于这种病情稳定但症状缓解不明显的情况，中药的作用靶点在于改善症状，这个应该是中医的优势所在。案例三则与案例二相反，案例二是指标正常但人不舒服，而案例三是人舒服但指标不正常，而且患者是使用了免疫抑制剂治疗的，虽然说用量方面有偏低的情况，但使用中药后，很好地解决了炎症指标偏高的情况，也为我们提出的浊毒理论提供了有力的佐证。案例四则是针对克罗恩病合并狭窄情况进行处理的思路。案例五与"纯中医治疗肛瘘案"的情况非常相似，所使用的药物也类似，这两个案例证明自拟的"肛瘘方"对肛瘘的愈合是有积极的作用的。

所以，中医药治疗克罗恩病是一个系统问题，在诊治之初，就应该对方案进行通盘考虑，是纯中医治疗还是中西医结合治疗，如果是中西医结合治疗的话，中医的切入点在哪里？治疗的周期有多长？如何确定疗效？只有把这些问题都综合考虑清楚，所实施的方案才是规范有效的。

案例一 停用硫唑嘌呤（AZA）后维持缓解的克罗恩病"1.5 方案"

冯某，男，25 岁，2014 年 3 月 6 日初诊。

主诉：反复腹痛 2 个月余。

现病史：患者于 2014 年 1 月开始无明显诱因出现腹部不适，以脐上不规律隐痛为主，部位固定，与饮食排便无明显关系，无发热等不适，大便质烂，色黄，无夹有黏液脓血，每日 1～2 次。患者未行系统诊治，症状反复。2014 年 1 月 30 日开始腹痛加重，伴发热，体温最高 38.6℃，乏力，大便质烂，遂至我科住院治疗，诊断为克罗恩病（结肠型，狭窄伴肛瘘，活动期，中度），2014 年 2 月 14 日予口服泼尼松 35mg/d+硫唑嘌呤 50mg/d+美沙拉嗪颗粒剂 4g/d 治疗。

既往史：否认高血压、糖尿病等内科疾病病史，否认肝炎、结核等传染病病史，否认手术、重大外伤及输血史。

过敏史：虾蟹等海鲜过敏，否认其他药物、食物及接触物过敏史。

刻下症：

（1）肠道症状：腹部隐痛，每日大便 1～2 次，夜间为主，质烂，色黄，未见不消化物，无黏液及便血，无肛门疼痛、肛门堵塞感和里急后重。肛周病变：肛瘘。

（2）全身症状：精神疲倦，形体消瘦，无发热寒战，无胸闷心悸，无恶心呕吐，无潮热盗汗，无口干，无口苦、口淡、口甜、口咸，情绪一般，睡眠一般，纳可，进食后下腹部疼痛加重，生殖器周围无溃疡。

（3）肠道外表现：无关节病变，无皮肤病变，无眼病，无肝胆疾病，无血管病变，无肺部损害。

（4）营养表现：生长发育无迟缓，性发育正常，有消瘦、贫血、营养不良等表现。体重峰值：45kg。身高：168cm。

（5）舌脉：舌淡红有齿印，苔薄白，脉略滑。

中医诊断：腹痛。

中医证型：气血亏虚，湿热瘀阻。

西医诊断：克罗恩病（结肠型，狭窄伴肛瘘，活动期，中度）。

西药处方：口服泼尼松 35mg/d+硫唑嘌呤 50mg/d+美沙拉嗪颗粒剂 4g/d 治疗。

治法：补益气血，健脾化湿，清热解毒，活血化瘀。

中药处方：黄芪四君子汤加减。

黄芪 15g，党参 10g，白术 10g，茯苓 10g，炙甘草 10g，当归 15g，三七片 3g，白花蛇舌草 15g，半枝莲 15g。

水煎服，每日 1 剂，再煎服用，共 7 剂。

守方治疗至 2014 年 5 月 23 日，这期间泼尼松每周减 5mg，减至 15mg 时，每 2 周减 5mg。

2014 年 5 月 23 日二诊

刻下症：现大便每日 1 次，腹部无不适，纳、眠可，小便略黄，舌淡红有齿印，苔薄白，脉滑。面部及额头可见痤疮。因个人生育方面的考虑，拒绝继续使用硫唑嘌呤。西药方案调整为美沙拉嗪颗粒剂 4g/d。中药方面，考虑目前停用硫唑嘌呤，同时因使用激素导致痤疮形成，脉象偏滑，内毒未清，中药加强清热解毒之力。

西药处方：口服美沙拉嗪颗粒剂 4g/d。

中药处方：太子参 15g，白术 10g，炙甘草 10g，土茯苓 30g，半枝莲 15g，三七片 3g，粉葛根 30g。

水煎服，每日 1 剂，再煎服用，守方至 2014 年 10 月 17 日。

2014 年 10 月 17 日三诊

大便每日 1 次，腹部无不适，纳、眠可，小便略频，舌淡红有齿印，苔薄白，脉缓。面部及额头痤疮好转。中药方面，患者脉已转缓，痤疮缓解，肠道症状稳定，舌淡红有齿印，目前以本虚为主，治疗当回归以补益脾土为主，调整处方为八仙糕。

中药处方：太子参 15g，白术 15g，茯苓 15g，炙甘草 10g，薏苡仁 15g，芡实 10g，莲子 10g，砂仁（后下）10g。

水煎服，每日 1 剂，再煎服用，守方至 2014 年 12 月 26 日。

2014 年 12 月 26 日四诊

面部及额头痤疮未再发作，余症同前，舌淡红有齿印，苔薄白，脉缓。上方加法半夏 15g，知母 5g，黄芪 10g。

中药处方：太子参 15g，白术 15g，茯苓 15g，炙甘草 10g，薏苡仁 15g，芡实 10g，莲子 10g，砂仁（后下）10g，法半夏 15g，知母 5g，黄芪 10g。

水煎服，每日 1 剂，再煎服用，守方至 2015 年 4 月 23 日。

2015 年 4 月 23 日五诊

肠道症状稳定，余症同前，舌尖红有齿印，苔薄白，脉细。上方去法半夏、知母，加益智仁 10g、生山萸肉 10g。

中药处方：太子参 15g，白术 15g，茯苓 15g，炙甘草 10g，薏苡仁 15g，芡实 10g，莲子 10g，砂仁（后下）10g，黄芪 10g，益智仁 10g，生山萸肉 10g。

水煎服，每日 1 剂，再煎服用，此方根据运气变化及舌脉状态，对于阴分药物适当加减治疗至 2016 年。

2016 年 1 月 20 日六诊

肠道症状稳定，余症同前，舌边红有齿印，苔薄白，脉细。上方加黄精 10g。

中药处方：太子参 15g，白术 15g，茯苓 15g，炙甘草 10g，薏苡仁 15g，芡实 10g，莲子 10g，砂仁（后下）10g，黄芪 10g，益智仁 10g，生山萸肉 10g，黄精 10g。

水煎服，每日 1 剂，再煎服用，守方治疗。

治疗期间部分关键指标：

2014 年 1 月全腹部 CT 平扫+增强：结肠弥漫性增厚、水肿（以升、降结肠为主），考虑炎性改变。肠镜：结肠黏膜肿胀充血、糜烂，纵行溃疡，触之出血，肠腔狭窄，进镜困难，退镜距肛门 20～40cm 处的结肠黏膜肿胀充血，纵行溃疡，触之易出血，距肛门约 12cm 以下黏膜散在大小 4～6cm 溃疡，表披白苔，周围黏膜充血肿胀，肛门口见一大小约 8mm×8mm 的凹陷，旁边见一大小约 12mm×10mm 的溃疡，肛周似见一瘘管开口，镜下诊断：克隆氏病（克罗恩病）（活动期）；肛瘘？病理提示如下。（直肠黏膜）黏膜慢性炎；另见少量炎性肉芽组织。①固有膜内慢性炎细胞浸润：重度；②中性粒细胞浸润：大量；③隐窝脓肿：无；④黏膜糜烂溃疡：无；⑤隐窝（上皮增生：轻度，不典型增生：无，杯状细胞减少：无，潘氏细胞化生：无，腺体萎缩：无）；⑥炎性息肉形成：无。（降结肠黏膜）黏膜慢性炎，另见小肉芽肿形成，不除外克罗恩病、结核等炎症。①固有膜内慢性炎细胞浸润：重度；②中性粒细胞浸润：大量；③隐窝脓肿：无；④黏膜糜烂溃疡：无；⑤隐窝，上皮增生：轻度；不典型增生：无；杯状细胞减少：轻度；潘氏细胞化生：无；腺体萎缩：无；肉芽肿：小灶，未见干酪样坏死；T-SPOT 为阴性。

2015 年 9 月 ESR：8mm/h；hs-CRP 正常。

2016 年 1 月 21 日 ESR、hs-CRP、肝肾功能均正常；肠镜：克罗恩病缓解期并炎性息肉形成，痔。

2016 年 9 月 19 日 ESR：42mm/h；血常规、hs-CRP 均正常；肠镜：克罗恩病缓解期并炎性息肉形成，痔。

2017 年 3 月 11 日血常规、hs-CRP、ESR、肝肾功能均正常。

2017 年 3 月 18 日肠镜：克罗恩病缓解期并假性息肉形成，痔。

按语

本案患者于我院首诊为克罗恩病，病变累及全结肠，但以升、降结肠为主，肠腔存在狭窄，并伴有肛瘘存在，处于活动期中度，因病情存在进一步加重的情况，及时给予标准的西药方案+克罗恩病核心方进行诱导缓解，进入缓解期后规范撤退激素，2014 年 5 月 23 日激素撤退完毕，因患者有生育要求，拒绝继续使用硫唑嘌呤片，此时面临维持缓解方案的调整问题，当时考虑病变范围局限于结肠，虽然合并肛周病变，但用中药治疗后，肛周病变得到改善，同意患者停用硫唑嘌呤，以美沙拉嗪颗粒剂 4g +中药作为维持治疗方案。对于克罗恩病来说，美沙拉嗪一般不作为一线用药使用，尤其是已经使用了激素诱导缓解的患者，建议给予免疫抑制剂进行维持治疗更为合适，但患者拒绝使用免疫抑制剂，所以此时在方案的设定中，中医药所充当的就不仅是补充治疗的角色，而是协同治疗的地位，尤其是在诱导缓解后，长期维持病情缓解方面，起到了重要的作用。

回归本案，患者首发症状是脐上不规律腹部隐痛，首发时间为 2014 年 1 月，病情加重是 1 月 30 日，2014 年为甲午年，岁运为太土，太过之年，各运气均在大寒节（十二月中气）前十三日交运，甲午年的司天为少阴君火，在泉为阳明燥金，初运为风木，初之主气为厥阴风木，初之客气为太阳寒水。东垣在《脾胃论》引用了《素问·气交变大论》原文，示岁土太过对人的影响，"岁土太过，雨湿流行，肾水受邪，民病腹痛，清厥意不乐，体重烦冤，甚则肌肉痿，足痿不收，行善瘈，脚下痛，饮发，中满食减，四肢不举"。岁运为土气太过，雨湿充沛，湿气从口鼻、皮毛、下肢而入，克罗恩病患者存在脾胃虚弱的基础，中土不厚，容易形成聚湿洼地，同时存在先天禀赋不足，水不生木，阳气升发无力，则湿与脾气下陷入肾，土气克水，故肾水受邪，阴邪益甚，阳气更不足，形成阴盛阳虚的基本格局。《素问·脏气法时论》曰："病在脾，愈在秋，秋不愈，甚于春，春不死，持于夏，起于长夏。""脾病者，身重善肌肉痿，足不收，行善瘈，脚下痛，虚则腹满肠鸣，飧泄食不化，取其经，太阴阳明少阴血者"。火能生土，但火有君相之别，君火内藏于心，相火代君行令，故君火一般不外露，是君主之官的阳气所在，元神之母，生理状态下，君火之所以能内藏于心，关键是靠春生少阳三焦相火旺盛而代君行令，脾土旺盛的热力来源于少阳三焦相火的热力。现在脾土聚湿，下陷入肾，肾受水湿之害，阴盛阳虚，春生升之令不行，则君火无相火之助，此时正值少阴君火司天，司天之气与自身心火同时下陷而乘其土位，气有余便是火，壮火食气，则脾肾之阴被火热所耗，脾肾之气被壮火所食，小肠之热则无法从太阳而出，郁于肠内，与下陷的相火、湿邪混为一体，伤及气血，形成气血两燔之势，故此案腹痛进展迅速并伴有发热、乏力。脾土不足，人感初之主气为厥阴风木，则土不载木，木化风气夹热、湿之邪，攻窜腠理，导致营气逆肉理之中，形成肛瘘。不过因初之客气为太阳寒水，能一部分抵消内在的火热，故病情未有短期内发展至重度活动期。

在临床上如何识证呢？李杲提到"脾胃病则当脐有动气，按之牢若痛，有是者乃脾胃虚，无是则非也"。我们补土流派研究团队在我院消化科建立 IBD 慢病管理门诊，发现在大量门诊患者中，尤其处于活动期患者，脐周常有压痛点，痛感多为隐痛或不可描述的不适感，故东垣此处用"若"字来描述痛感，非常符合临床实际情况。《活法机要》中提及疮疡治疗需要鉴别表里，脉浮大而数，嫩肿在外，形证外显，这是表证，但因脾胃气不足，有邪气极而内陷之忧虑，治疗以托里为先；脉沉实，发热烦躁，外无嫩赤，痛深与内，其邪气深也，治疗当疏通脏腑的气机，气机通后才能治疗其本；若无嫩赤肿胀，脏腑气机通畅，但仍有腹痛不适，此病在荣卫、经络，治疗当以和营通络为法。

《脾胃论·脾胃盛衰论》曰："《经》云：虚则补其母。当于心与小肠中，以补脾胃之根蒂也。甘温之药为之主，以苦寒之药为之使，以酸味为之臣佐，以其心苦缓，急食酸以补之。心火旺而肺金受邪，金虚则以酸补之，次以甘温及甘寒之剂，于脾胃中泻心火之亢盛，是治其本也。""脾胃虚则火邪乘之而生大热，当先于心分补脾之源。盖土生于火，兼于脾胃中泻火之亢甚。"《素问·脏气法时论》载："脾欲缓，急食甘以缓之，用苦泻之，甘补之。"脾胃虚弱、阳气下陷、阴盛阳虚是克罗恩病的基本格局，因此用黄芪四君汤为基础治病方，《脾胃论》云："脾胃不足，是火不能生土，而反抗拒。"用白术、人参、甘草、黄芪，甘温之药，补火生土，健脾升阳，因湿气在中下二焦，必伤及肾水，故佐用茯苓以淡渗利水。

辨证上，此患者受五运六气影响，心火与风木伤及中土，故臣以苦寒的白花蛇舌草、半枝莲，但病及血分，小肠内有郁热，白花蛇舌草、半枝莲走气分而不走营分，故佐用当归、三七，带气分药以入营分，此外当归具有补血之用，心火得血则宁。厥阴风木不升，东垣于《脾胃论·气运衰旺图说》中使用黄芪、人参、甘草、当归身、柴胡、升麻以辛甘发散，以助春夏生长之用，而于此案则能帮助厥阴风木和缓有序升发。但此病存在先天禀赋不足，三焦相火元气衰弱，用泼尼松以激发元阳，调动元阳以增强三焦相火之力，因此案使用了泼尼松，故不再使用柴胡、升麻，以防升发太过，耗伤肝肾之阴。

此后规范撤退泼尼松至 2014 年 5 月 23 日撤退完毕，此时患者提出因生育要求停用硫唑嘌呤，根据规范的西医指南精神，对于首诊后使用激素诱导缓解的患者，应考虑使用硫唑嘌呤（AZA）或甲氨蝶呤（MTX）作为维持缓解方案，此患者的需求与指南精神存在矛盾，而目前尚无证据显示美沙拉嗪有助于维持药物诱导的缓解（因为荟萃分析的结果并不一致），因此如何调整中医中药的角色尤为关键，我们团队提出了维持缓解的"1.5 方案"。"1.5 方案"就是联合使用中药+美沙拉嗪，起到相当于 AZA 或 MTX 的作用，"1.5 方案"的优势在于可以避免免疫抑制剂相关的不良反应，对于部分使用美沙拉嗪无法控制病情，需要升阶梯至免疫抑制剂治疗，但对于因各种原因无法使用的患者来说，此时可以使用"1.5 方案"进行干预，而这里的"1"就是中药的治疗角色，此角色定位必须把握疾病的核心病机，围绕病-证-症进行处方，才能达到长期的维持缓解。5 月 23 日此时已经是三之气，少阳相火主气而少阴君火客气，火热较盛，故此时患者小便偏黄，面部及额头均有痤疮，脉从略滑转为滑象。脉为夏脉，是气血往外鼓动的表现，是人体正常的散热过程，但对于此患者来说，好处是阳气得以升发，阴盛情况得到改善。此外，经过 2 个多月的补脾升阳和营，基础情况得到一定改善，但毕竟太阴聚湿日久，湿热之邪郁于阳明化毒，故见面部及额头痤疮，故原方去黄芪、当归的甘、苦温，用太子参代替党参，以健脾养阴；小便黄为阴不足，故去茯苓，用葛根、土茯苓代替白花蛇舌草以清透阳明湿热。此后，面部痤疮好转，脉转为缓脉，此为阳明湿热已去，故于 2014 年 10 月 17 日原方去葛根、土茯苓、半枝莲，但小便频数，考虑此时为五之气，阳明燥金主气，少阳相火客气，此时秋降之气渐盛，燥金与相火合德，则伤及脾阴，故小便频数，故加芡实、莲子以养脾阴，同时佐以薏苡仁、茯苓、砂仁以促进太阴之湿转化为脾阴，为人体所用，避免使用过多养阴药物，导致脾气下陷，阻碍阳气的升发。2014 年 12 月 26 日此时阳明燥金在泉，客气方面，太阳寒水主气，阳明燥金客气，整个自然气机下降明显，同时夹有寒水，故遵李杲的用药思路，对于腹痛的患者，冬月加法半夏，顺应阳明下降之势，但为了不受寒水之害，阳明燥金主令之时，阳气升发容易受阻，故佐以黄芪，适当升东方，此时黄芪就是根据此病的核心病机而定。随后至 2015 年 4 月及 2016 年 1 月，均在春季之时出现舌尖或舌边红，脉体偏细，体现了患者本底存在肝肾阴分不足，春生升之力乏源，此时的舌红是阴火，不可泻，当用滋阴以涵阳之法治疗，故加益智仁、生山萸肉、黄精，补春生升之体，配合黄芪四君汤，恢复春生升之力。但需要注意的是，此患者之所以能使用生山萸肉、黄精阴柔之药，前提是经过 2 年的治疗，脾土渐渐恢复，阳气能逐步恢复生发作用，三焦相火较前旺盛，而非到春季则必须补养春生升之体。

从 2014～2017 年，规律复查相关炎症指标均提示病情处于缓解期，复查肠镜见克罗恩病缓解期并炎性息肉形成，考虑达到黏膜愈合效果。克罗恩病在诊疗过程中，经常需要面对复杂的病机，因此认清疾病的核心病机，根据实际需要结合运气学说，灵活运用辨病、辨证及辨症相结合的模式，可让医者执疾病之牛耳，掌握治疗的主动权。此外，我国开放二孩政策后，二孩生育需求对于正使用 AZA 的患者而言，面临着是否需要更换维持缓解方案的困惑。本案中药联合美沙拉嗪治疗结肠型克罗恩病，达到维持缓解、黏膜愈合效果，为需要停用 AZA 的克罗恩病患者提供了可用于维持缓解的"1.5 方案"。

（黄智斌　林志宾　陈　延）

案例二　中西医结合治疗术后维持缓解案

常某，女，26 岁，2016 年 9 月 8 日初诊。

主诉：大便不成形 6 年余。

现病史：患者 6 年余前开始出现大便不成形，在外院行部分回肠切除术，术后诊断为克罗恩病，使用硫唑嘌呤 50mg+美沙拉嗪治疗，术后治疗期间曾出现白细胞下降情况，外院给予激素治疗后，继续维持上述方案。2016 年 6 月 22 日肠镜：未见明显异常，回肠-结肠吻合口未见异常。胃镜：慢性浅表性胃炎（胃窦为主）。2016 年 8 月 18 日血常规：WBC 3.88×10^9/L，RBC 3.99×10^{12}/L，PLT 191×10^9/L，ESR 及 CRP、肝肾功能均正常。

既往史：有"焦虑症"病史。否认高血压、糖尿病等内科疾病病史，否认肝炎、结核等传染病病史，否认手术、重大外伤及输血史。

过敏史：否认药物、食物及接触物过敏史。

刻下症：

（1）肠道症状：大便先成形后呈糊状，偏细，每日 1～3 次，未见黏液脓血，肠鸣，便前明显，便后减轻。

（2）全身症状：下肢酸软，畏寒，背部为主，少许口干、口苦，纳眠可，服硫唑嘌呤后小便色黄。

（3）肠道外表现：无关节病变，无皮肤病变，无眼病，无肝胆疾病，无血管病变，无肺部损害。

（4）营养表现：生长发育、性发育正常，无消瘦、贫血、低蛋白血症等表现。

体重：52.9kg，BMI：20.7。

（5）舌脉：舌淡红，根部苔黄腻，脉细。

中医诊断：泄泻。

中医证型：寒湿困脾。

西医诊断：克罗恩病（回结肠型，狭窄+穿透，部分回肠切除术后，缓解期）。

西药处方：口服硫唑嘌呤 50mg/d+美沙拉嗪颗粒剂 2g/d，整个治疗期间未进行调整。

治法：温脾阳，化寒湿。

中药处方：备化汤加减。

木瓜 10g，茯神 10g，牛膝 10g，炮天雄（先煎）10g，熟地黄 10g，覆盆子 10g，甘草 5g。

水煎服，每日 1 剂，再煎服用，共 14 剂。

2016 年 9 月 22 日二诊

刻下症：大便略成形，偏细，每日 1 次，未见黏液脓血，肠鸣减轻，皮肤发痒，干咳无痰，口干口苦，纳眠可，舌淡红，根部苔薄黄腻，脉细。上方加女贞子 5g。

中药处方：木瓜 10g，茯神 10g，牛膝 10g，炮天雄（先煎）10g，熟地黄 10g，覆盆子 10g，甘草 5g，女贞子 5g。

水煎服，每日 1 剂，再煎服用，共 10 剂。

2016 年 10 月 13 日三诊

刻下症：近期大便成条，今晨大便烂，未见黏液脓血便，嗳气及矢气多，自觉腹部冷，皮肤发痒，口干口苦，便前明显，便后减轻，干咳无痰，纳、眠可，服硫唑嘌呤后小便色黄，舌淡红，根部苔薄黄腻，脉细。上方加盐山萸肉 10g。

中药处方：木瓜 10g，茯神 10g，牛膝 10g，炮天雄（先煎）10g，熟地黄 10g，覆盆子 10g，甘草 5g，女贞子 5g，盐山萸肉 10g。

水煎服，每日 1 剂，再煎服用，共 7 剂。

2016 年 11 月 10 日四诊

刻下症：近期大便有时每日 2 次，大便不成形，略呈糊状，自觉腹部冷，皮肤发痒，口干口苦，纳可，睡眠差，舌淡红，根部苔薄黄，脉细。上方加山药 15g，枸杞子 15g，旱莲草 10g。

中药处方：木瓜 10g，茯神 10g，牛膝 10g，炮天雄（先煎）10g，熟地黄 10g，覆盆子 10g，甘草 5g，女贞子 5g，盐山萸肉 10g，山药 15g，枸杞子 15g，旱莲草 10g。

水煎服，每日 1 剂，再煎服用，共 10 剂。

2016 年 12 月 1 日五诊

刻下症：近期大便有时每日 1 次，大便成形，细条，睡眠差，嗳气及矢气较

前好转，自觉腹部冷，皮肤发痒，口干口苦，便后减轻，干咳无痰，纳可，服硫唑嘌呤后小便色黄，舌淡红，根部苔薄黄渐退，脉细。上方加五味子 10g。

中药处方：木瓜 10g，茯神 10g，牛膝 10g，炮天雄（先煎）10g，熟地黄 10g，覆盆子 10g，甘草 5g，女贞子 5g，盐山萸肉 10g，山药 15g，枸杞子 15g，旱莲草 10g，五味子 10g。

水煎服，每日 1 剂，再煎服用，共 14 剂。

2016 年 12 月 15 日六诊

刻下症：近期大便有时每日 1 次，大便偏软，细条，睡眠差，嗳气及矢气较前好转，自觉腹部冷，口干，便后减轻，干咳无痰，纳可，小便可，舌淡红，根部苔薄黄渐退，脉细。上方加益智仁 5g、草豆蔻 5g。

中药处方：木瓜 10g，茯神 10g，牛膝 10g，炮天雄（先煎）10g，熟地黄 10g，覆盆子 10g，甘草 5g，女贞子 5g，盐山萸肉 10g，山药 15g，枸杞子 15g，旱莲草 10g，五味子 10g，益智仁 5g，草豆蔻 5g。

水煎服，每日 1 剂，再煎服用，共 7 剂。

2016 年 12 月 28 日七诊

刻下症：大便每日 1 次，大便偏软，细条，自觉腹部冷，口干口苦，纳可，睡眠差，小便黄，舌淡红，根部苔薄黄渐退，脉细偏弦。考虑腹冷情况未见改善，根部舌苔渐退，为寒湿渐化，但肾气不足，仍守前法，加强补益肾气。

中药处方：木瓜 10g，茯神 15g，牛膝 5g，泽泻 5g，炮天雄（先煎）15g，熟地黄 5g，补骨脂 10g，菟丝子 10g，山药 15g，枸杞子 15g。

此方随症加减，有滞加布渣叶，寒湿偏重加苍术，舌红加黄柏、黄芩、浮小麦，苔黄腻加泽泻、黄柏，咽喉不适加桔梗。症状上，大便维持每日 1~2 次，成形，腹冷情况逐步改善。

治疗期间部分关键指标：

2016 年 11 月 18 日血常规、ESR、hs-CRP、肝肾功能均正常。

2017 年 2 月 16 日血常规、ESR、hs-CRP、肝肾功能均正常。

2017 年 5 月 18 日血常规、ESR、hs-CRP、肝肾功能均正常。

2017 年 5 月 18 日肠镜：直肠炎症。

2018 年 7 月肠镜：横结肠息肉，直肠炎症，回肠-结肠吻合口未见异常。病理：慢性活动性炎。

按语

本患者为术后患者，一般情况来说，术后患者可能存在 2~5 年的平台期，所以，在西医方案选择方面，也是选择比较保守的治疗方法，以美沙拉嗪为主，虽然使用了免疫抑制剂，但硫唑嘌呤 50mg 作为维持缓解药量，根据标准用量计算，药量是不够的。由于患者坚持西医治疗方案所以在我院治疗周期内，未更换其治疗方案，故以中医治疗，以协助维持缓解、改善临床症状及提高生存质量为目标。

从整体效果而言，患者复查肠镜结果提示结肠黏膜逐步修复，炎症指标维持稳定，初步达到了协助维持缓解的目的；患者在服用中药前，曾因白细胞下降而需要服用激素治疗，白细胞下降的原因可能与机体本身的情况有关，也可能跟使用硫唑嘌呤有关，但服用中药后，在不改变原有治疗方案的情况下，多次复查血常规提示白细胞计数正常而且稳定，提示在使用免疫抑制剂过程中，使用中药，可以有助于调节免疫系统，预防免疫抑制剂的部分不良事件发生；此患者除克罗恩病以外，同时合并有焦虑状态，这种情况在克罗恩病患者群中并不少见，所以虽然其克罗恩病属于缓解期，但临床症状较多，涉及多个系统，而这些症状的反复加重了患者的心理负担，造成了恶性循环。对于这种情况，按照指南可以给予抗焦虑药物，但使用中医药治疗，就可以在治疗克罗恩病的同时兼顾对心理问题的处理，这也是中医药在克罗恩病诊治过程中的优势之一。

本患者中药方剂的选择有一定的特点。按照常规的习惯，我院用于治疗克罗恩病多会选择黄芪四君子汤为基础方进行加减治疗，但患者克罗恩病属于缓解期，而且又服用西药治疗，因此，进行叠加治疗的意义是不大的；患者的临床不适感与克罗恩病的关系不大，与焦虑状态的关系更为密切一些，从中医学的角度来看，多数属于肝郁化火的表现，但给予疏肝解郁、清热降火的中药后，又会出现腹泻、食欲不振等消化道症状，使患者误认为克罗恩病的病情加重；所以，本患者面临的问题是：一方面需要对克罗恩病的维持缓解有效果，另一方面还需要对患者的临床症状有改善作用。这两个方面虽然方向有所不同，但却存在一定的共性。

首先，从我们对克罗恩病的中医认识来看，脾胃虚弱是其病机关键。在疾病的发作期，以湿、滞、瘀等邪气为主，在疾病的缓解期，则主要以脾虚的表现为主。本患者目前处于缓解期，所以，在治疗时应该抓住脾虚这一关键。其次，从焦虑症的治疗角度来看，焦虑的表现虽然多与肝气不舒有关，但治疗方面，不一定非要从疏肝入手，《金匮要略》有言："见肝之病，知肝传脾，当先实脾。"所以，如果能够从调整脾虚的角度出发，就可以同时治疗患者这两个方面的问题。

但脾喜燥而恶湿，一般治脾之品，多以辛香温燥为主，患者脉体偏细，经期前后症状容易反复，提示土虚日久，不能生血，出现血虚肝脏疏泄失常表现，若只补脾燥湿、温肾暖土，本已不足的血分进一步被伤，则耳鸣、睡眠差等症状难免加重，权衡之后，选择使用备化汤。

备化汤得名于《素问·五常政大论》，其曰："黄帝问曰：太虚寥廓，五运回薄，衰盛不同，损益相从，愿闻平气何如而名？何如而纪也？岐伯对曰：昭乎哉问也！木曰敷和，火曰升明，土曰备化，金曰审平，水曰静顺。"可见，其治在于恢复土之平气。原方出自《三因极一病证方论》："丑未之岁，太阴湿土司天，太阳寒水在泉，病关节不利，筋脉拘急，身重，萎弱，或温疠盛行，远近咸若，或胸腹满闷，甚则浮肿，寒疟，血溢，腰椎痛。"组成：木瓜干、茯神（去木，各一两）、牛膝（酒浸）、附子（炮，去皮脐，各三分）、熟地黄、覆盆子（各半两）、甘草（一分）、生姜（三分）。附子入气分助阳，为肾与膀胱之药；茯苓渗湿，利中焦之水饮，并令其从膀胱出，泻太阳之湿，补太阴之不足；覆盆子固精，合熟地黄益肝肾，与茯苓一渗一敛。牛膝、木瓜，通利关节，以治寒湿之邪所致的经脉痹阻之证，牛膝走而不守，"以通为补，引血下行"，故可治寒湿引起的气血瘀滞，加辛温之太阳、太阴本药生姜，温脾厚土，兼疏地黄之腻膈。甘温之甘草补太阴，兼缓附子之妨阴，并解毒。另外，全方药味搭配合理，以甘、酸味药为主，一方面，"用酸以平其上，甘温治其下，以苦燥之，温之，甚则发之，泄之，赞其阳火，令御其寒"。另一方面，《素问·刺法论》云："欲令脾实，气无滞饱，无久坐，食无太酸，无食一切生物，宜甘宜淡。"甘淡最能养脾，且不易损伤阴血。

原文虽提出结合运气，但也不必拘泥，正如张子和曰："病若不是当年气，看与何年气运同，便向该年求活法，方知都在至真中。"本患者既属土虚湿病，又兼有寒，下元不足，且脉细血虚，"有是证，用是方"，故使用备化汤，补益脾肾，燥湿祛寒，兼以补血。后续治疗，均是抓住主要病机，在主方基础上随证加减，针对下腹冷等下元虚寒表现，合用二至丸或肾四味调补肾中阴阳，即"善补阳者必于阴中求阳"之意；舌根苔薄黄，乃"湿性趋下"，湿邪下流所致热郁，故因势利导，予泽泻利湿从小便出，黄柏清热坚阴；咽喉不适，则予桔梗、甘草疏利上焦。

克罗恩病是一种需要长期维持治疗的疾病，因此，方案的选择就显得尤为重要，方案不仅是西医的方案，也包括中医的方案，要先明确使用中药的目的是什么，是主导还是辅助，如果是辅助，需要解决的问题是什么，解决的关键靶点是什么，只有这些问题都明确了，才能选择合适的方药，达到长期维持缓解的目的。

（何家鸣　周巧萍　陈　延）

案例三　从浊毒角度处理炎症指标偏高案

黄某，男，20 岁，2015 年 9 月 10 日初诊。

主诉：脐周阵发性隐痛 2 个月余。

现病史：患者 2014 年 8 月出现黏液血便，便质稀烂，血色鲜红，每日 3 次，便前脐周绞痛，便后减轻，予抗生素、止泻等治疗后症状改善不明显，于我科住院治疗，查 hs-CRP：11.5mg/L，ESR：95mm/h，T-SPOT：阴性。胃镜：①食管溃疡；②慢性浅表性胃窦炎。病理：（食管黏膜）黏膜慢性炎，伴溃疡形成，溃疡面纤维素渗出，未见癌。肠镜：结肠多发溃疡。病理：（直肠黏膜活检）肠黏膜慢性炎，伴溃疡形成；未见结核及血管炎病变。①固有膜内慢性炎细胞浸润：重度；②中性粒细胞浸润：多量；③隐窝脓肿：多量；④黏膜糜烂溃疡：有；⑤隐窝上皮增生：轻度；不典型增生：无；杯状细胞减少：轻度；潘氏细胞化生：无；腺体萎缩：无；⑥炎性息肉形成：无；⑦结核样肉芽肿：无。（升结肠、横结肠黏膜活检）肠黏膜慢性炎，伴溃疡形成，未见结核和血管炎病变。①固有膜内慢性炎细胞浸润：重度；②中性粒细胞浸润：多量；③隐窝脓肿：无；④黏膜糜烂溃疡：有；⑤隐窝、上皮增生：轻度；不典型增生：无；杯状细胞减少：轻度；潘氏细胞化生：无；腺体萎缩：无；⑥炎性息肉形成：无；⑦结核样肉芽肿：无。CT水成像（CTE）：①结肠肠壁稍增厚，考虑炎症性病变可能性大；②左肾小囊肿；③肝、胆、脾、胰、右肾、膀胱、前列腺未见明显异常。诊断为克罗恩病（结肠+上消化道型，非狭窄非穿透，活动期，中度），经激素诱导缓解后，予硫唑嘌呤+中药维持缓解治疗。

既往史： 否认高血压、糖尿病等内科疾病病史，否认肝炎、结核等传染病病史，否认手术、重大外伤及输血史。

过敏史： 否认药物、食物及接触物过敏史。

刻下症：

（1）肠道症状：脐周阵发性绞痛，无转移性右下腹痛，腹泻，稀烂便，每日2~3次，夹有黏液，无便血。

（2）全身症状：神清，形体消瘦，无发热寒战，无胸闷心悸，无恶心呕吐，无潮热盗汗，无口干，无口苦、口淡、口甜、口咸，纳眠可。

（3）肠道外表现：无关节病变，无皮肤病变，无眼病，无肝胆疾病，无血管病变，无肺部损害。

（4）营养表现：消瘦，近期体重基本稳定，生长发育、性发育正常。

（5）舌脉：舌淡红，苔白微腻，脉略滑。

中医诊断： 腹痛。

中医证型： 脾虚湿盛。

西医诊断： 克罗恩病（结肠+上消化道型，非狭窄非穿透，缓解期）。

西药处方： 口服硫唑嘌呤50mg/d。

治法： 健脾益气，清化湿浊，兼以养阴。

中药处方： 黄芪四君子加味。

黄芪15g，党参15g，白术15g，土茯苓15g，炙甘草10g，苍术10g，草果5g，白蔻仁（后下）10g，莪术5g，当归10g，桂枝10g，芡实15g，莲子30g，黄精30g。

水煎服，每日1剂，再煎服用，守方至2015年10月9日。

2015年10月9日二诊

刻下症： 大便每日1次，成形，偏软，偏细，无黏液及鲜血，无腹部不适，纳差，睡眠好转，双手冰冷，小便偏黄，舌淡红，苔中部白腻，脉细弱。体重波动在45kg。考虑患者脉转细弱，为气阴不足的表现，但苔中部白腻，湿浊仍然阻碍中焦，故用藿香、法半夏代替草果、白蔻仁，避免过于温燥而伤阴，去芡实、莲子以防碍中。

中药处方：黄芪 15g，党参 15g，白术 15g，土茯苓 15g，炙甘草 10g，苍术 10g，藿香（后下）10g，法半夏 10g，莪术 5g，黄精 30g。

水煎服，每日 1 剂，再煎服用，共 7 剂。

2015 年 10 月 16 日三诊

刻下症：大便每日 1 次，成形，偏软，偏细，无黏液及鲜血，无腹部不适，纳差，口干，睡眠好转，小便调，双手冰冷，舌淡红，苔中部微黄腻，脉细弱偏数。考虑腻苔减轻，同时白苔转黄，考虑湿渐化，中焦温运之力渐复，但因本体阴分不足，故见脉偏数、口干，因此上方去苍术、藿香、法半夏，加佩兰（后下）10g、蒲公英 15g。

中药处方：黄芪 15g，党参 15g，白术 15g，土茯苓 15g，炙甘草 10g，佩兰（后下）10g，蒲公英 15g，莪术 5g，黄精 30g。

水煎服，每日 1 剂，再煎服用，共 20 剂。

2015 年 11 月 5 日四诊

刻下症：大便每日 1 次，成形，偏硬，无黏液脓血，肠鸣，无腹部不适，近期加服肠内营养剂改善营养状态，但服用后觉牙龈肿胀，纳可，眠稍好转，梦多，小便调，双手冰冷，舌淡红，苔白腻，脉细带滑，偏数。考虑服用肠内营养剂后出现阳明食滞化热表现，故上方去黄芪，加杠果核 30g、炒山楂 10g、六神曲 15g、鸡内金 15g 以消滞。

中药处方：党参 15g，白术 15g，土茯苓 15g，炙甘草 10g，佩兰（后下）10g，蒲公英 15g，莪术 5g，黄精 30g，杠果核 30g，炒山楂 10g，六神曲 15g，鸡内金 15g。

水煎服，每日 1 剂，再煎服用，共 28 剂。

2015 年 12 月 3 日五诊

刻下症：大便每日 1 次，成形，无黏液脓血，胃纳佳，眠可，小便调，舌淡红，苔薄黄，脉细弱。考虑已无腻苔，脉无滑象，胃纳佳，上方去杠果核、六神曲，继续守方治疗。

中药处方：党参 15g，白术 15g，土茯苓 15g，炙甘草 10g，佩兰（后下）10g，蒲公英 15g，莪术 5g，黄精 30g，炒山楂 10g，鸡内金 15g。

水煎服，每日 1 剂，再煎服用，上方根据实证情况加减用药，治疗至 2016 年 5 月。

2016 年 5 月 5 日六诊

刻下症：大便 2 日 1 次，成形，无黏液血便，无腹部不适，无发热恶寒，纳、眠可，小便正常，舌淡红，苔白腻，脉细。4 月份复查 hs-CRP、ESR 仍偏高。虽然目前肠道症状稳定，但是炎症指标仍偏高，考虑为脾胃虚弱、毒邪内伏导致，治疗当以健脾益气、清热解毒、托毒外出为主。

中药处方：黄芪 15g，党参 15g，白术 15g，土茯苓 15g，炙甘草 10g，槟榔

10g，白豆蔻（后下）10g，苍术 10g，炒薏苡仁 10g，泽泻 15g，半枝莲 15g，醋鳖甲（先煎）15g，白芍 10g，法半夏 10g，肉桂（焗服）1g。

水煎服，每日 1 剂，再煎服用，根据炎症指标情况，按照浊毒范畴加减用药。

治疗期间部分关键指标：

2015 年 9 月 17 日 hs-CRP：40.1mg/L；ESR：92mm/h；肝肾功能未见明显异常。

2015 年 10 月 9 日血常规：WBC $7.19×10^9$/L，N% 66.2%，RBC $4.17×10^{12}$/L，Hb 127g/L，Hct 39%，PLT $471×10^9$/L；ESR 95mm/h；hs-CRP 41.1mg/L；肝肾功能未见异常。

2016 年 4 月 21 日血常规：WBC $10.42×10^9$/L，N% 71.4%，Hb 124g/L，Hct 38.1%，PLT $504×10^9$/L；ESR 117mm/h；hs-CRP 36.5mg/L；肝肾功能正常。

2017 年 4 月血常规：WBC $9.75×10^9$/L，N% 64.9%，Hb 137g/L，Hct 38.1%，PLT $468×10^9$/L；ESR 56mm/h；hs-CRP 24mg/L。

按语

患者有克罗恩病，一直接受规范的硫唑嘌呤治疗。硫唑嘌呤是目前治疗克罗恩病维持缓解的一线药物，但患者使用本药物后，效果并不理想；虽然患者的临床症状不是太明显，克罗恩病活动指数评分（CDAI 评分）的得分也不是太高，但多次复查 ESR 及 hs-CRP 都在一个较高的水平，说明炎症情况没有很好地得到控制。从病历上可以看出，即使是同时给予中西医结合治疗，在 2015 年全年的治疗过程中，炎症指标一直处于一个比较高的水平。

克罗恩病是一种罕见的疑难疾病，其病因尚未明确，即使是目前世界上最为有效的生物制剂，有效率也无法达到 100%，因此，对于本病的维持治疗一直是个非常棘手的话题。针对本患者的情况，并非没有其他方案可以选择，首先，可以将治疗药物升级为生物制剂，但其高昂的价格不被患者所接受；其次，可以更换为其他免疫抑制剂，如甲氨蝶呤或者沙利度胺，但从患者的就诊记录就可以看出，患者的依从性并不是太好，很多时候都不能及时就诊，如果选择甲氨蝶呤是需要每周去医院进行皮下注射的，所以也被患者所否定；而沙利度胺片对生育有一定的影响，而患者仅 20 岁，所以患者也不考虑。

这种"无药可选"的情况在国内还是很常见的，克罗恩病一般见于年轻人，免疫抑制剂的副作用使得患者及其家属在选择中显得非常慎重，而生物制剂的高费用又不是大多数的患者能够接受的，这也是很多患者将治疗的希望寄托在中医治疗上的原因。

针对这种情况，中医药的治疗就占据了主导的位置，必须能够有效地控制炎症反应，才能使患者达到维持缓解的治疗目的。这就要面临方案的设定和药物的选择两个方面的问题。

首先是方案的设定。辨证论治是中医诊治疾病的重要方法，所以，按照患者的证型进行用药是比较合适的思路，但对于克罗恩病这种需要长期治疗的疾病来说，就会出现治疗方向的偏移，从病例前面的治疗用药可以看到，药物虽然抓住了脾虚这个主线，但调整还是比较多的，而且很多时候是根据患者临床症状变化进行调整的，虽然临床症状有所改善，但炎症指标一直无法稳定好转。

对于这种需要长期维持治疗的疾病，可以考虑以病症结合的方式进行治疗。专病专方之法并非现在才有，其实在《伤寒论》中就是以病统方的，比如"辨太阳病脉证并治"，就是用的病名，不过这里讲的病和我们现在讲的疾病的概念不是太一致；比较成熟的专病专方见于宋代的《太平惠民和剂局方》，其中的逍遥散、藿香正气散等到目前仍被广泛应用。所以，我们基于病症结合的思路，从 2016 年 5 月起，给予患者进行专方（黄芪四君子汤加减方）治疗，专方治疗的好处在于比较系统规范，对主要病机的调控稳定性好，而且药物的加减有一定的章法，便于对方药疗效的判断和总结。

《素问·五脏生成》曰："故心欲苦，肺欲辛，肝欲酸，脾欲甘，肾欲咸，此五味之所合也。"《内外伤辨惑论·饮食劳倦论》曰："内伤脾胃，乃伤其气……伤内为不足，不足者补之……温之、和之、调之、养之，皆补也。"故补益脾气，用药不离甘温，四君子汤正是培补中土之要方，全方四药皆为甘平或甘温之品，如吴崑所言："四药皆甘温，甘得中之味，温得中之气。"方中人参甘温，大补元气，为君；白术苦甘温，燥脾补气，为臣；茯苓甘淡，渗湿健脾，为佐；甘草甘平，和中益土，为使；唯升阳举陷之力不足，故再配以黄芪。黄芪，味甘，气微温，气薄而味浓，为阳中之阳，专补气。李杲升发脾阳，必用黄芪，《本草新编》亦云："人参得黄芪，兼能补营卫而固腠理，健脾胃而消痰食，助升麻、柴胡，以提气于至阴之中……倘用人参、白术而减去黄芪，断不能升气于至阴也。"张锡纯制升陷汤重用黄芪，也是取其善于升气、升补的特性。此外，黄芪还是"疮痈圣药"，《神农本草经》曰："主痈疽久败创，排脓止痛，大风，癞疾，五痔，鼠瘘，补虚，小儿百病。"对于肠痈、鼠瘘，用黄芪可生血生肌，排脓内托，助其愈合。

其次升提药物的选择方面，岭南地区有其地域特性。《素问·异法方宜论》曰："南方者，天地所长养，阳之所盛处也。其地下，水土弱，雾露之所聚也。"说明岭南地区土气薄弱而多湿，尤其是克罗恩病患者，土气本虚，使用黄芪后，往往会出现口干、面部痤疮等"土不伏火"之象，这时，常以五指毛桃代黄芪。五指毛桃是岭南草药，性味辛甘微温，功能益气补虚，行气解郁，壮筋活络，健脾化湿；其又名南芪，功类北黄芪，却不温不燥，药性温和，补而不峻，同时，兼能化湿，可以避免因湿滞气机出现补气后"气有余，便是火"的现象，因而，在本案中可用其代黄芪。

在基本方剂确定之后，针对性的加减就显得尤为重要；从中医学角度来看，患者的临床症状并不严重，尚属于稳定的情况；但从西医学角度来看，患者的 ESR 及 hs-CRP 下降缓慢，说明体内的炎症反应控制的并不理想，如何解决这个问题就成了本病例的治疗重点。炎症的病理变化是局部组织的病变，如充血、渗出和增生，局部的炎症表现为红、肿、热、痛及功能障碍等，这种病理变化和表现与中医学所讲的"毒"非常相似，在第二章中我们讲到，浊毒内生是克罗恩病发病的原因之一，在治疗时，应该注意使用攻邪解毒之品，在基本方及加减系列中我们提出：虽然临床症状稳定，但生化检查发现 ESR 和 hs-CRP 下降缓慢或者不降反升，说明炎症反应控制的不理想。可于下列药中选择两味加入基本方中：半枝莲、白花蛇舌草、红藤、败酱草、鸡屎藤、漏芦。本患者所用的解毒药主要有土茯苓和半枝莲（具体药物介绍见第二章），使用解毒药物后，患者的炎症指标有所下降，说明使用中医"浊毒"理论来解释慢性炎症反应有一定的依据，使用解毒法改善克罗恩病慢性炎症反应，降低炎症指标有一定的作用。

这种以专方为基础，结合患者具体情况，进行加减，再结合关键点进行针对性治疗的思路，对于像克罗恩病这种需要长期维持治疗的疾病有一定的临床意义。

（黄智斌 张怡婧 陈 延）

案例四 消食导滞法治疗克罗恩病合并肠腔狭窄案

林某，男，20岁，2014年1月16日初诊。

主诉： 腹痛半年。

现病史： 2年前患者因肛裂手术术口愈合缓慢，于某三甲医院行肠镜，确诊为"克罗恩病"，经治疗后术口愈合，目前服用硫唑嘌呤+美沙拉嗪治疗，近半年进食正常，饮食后出现脐周阵痛，进食营养餐后症状可消失，大便正常。

既往史： 否认高血压、糖尿病等内科疾病病史，否认肝炎、结核等传染病病史，否认手术、重大外伤及输血史。

过敏史： 否认药物、食物及接触物过敏史。

刻下症：

（1）肠道症状：进食正常，饮食后出现脐周阵痛，大便正常，曾有肛裂病史，现肛裂已愈合。

（2）全身症状：精神可，形体适中，无发热寒战，无胸闷心悸，无恶心呕吐，无潮热盗汗，无口味异常，纳、眠可，生殖器周围无溃疡。

（3）肠道外表现：无关节病变，无皮肤病变，无眼病，无肝胆疾病，无血管病变，无肺部损害。

（4）营养表现：生长发育、性发育正常，无消瘦、贫血、低蛋白血症等表现。

（5）舌脉：舌红，苔黄腻，脉略滑。

中医诊断： 腹痛。

中医证型： 湿阻肠道夹食滞。

西医诊断：克罗恩病（回结肠型，狭窄，非穿透，肛裂，缓解期）。

西药处方：部分肠内营养+口服硫唑嘌呤100mg/d+口服美沙拉嗪颗粒剂 6g/d。

治法：消导食积，畅达三焦。

中药处方：顺气消食化痰丸加减。

胆南星10g，法半夏15g，青皮10g，陈皮10g，莱菔子15g，紫苏子10g，六神曲15g，炒麦芽15g，炒山楂10g，苦杏仁10g，粉葛15g，香附10g。

水煎服，每日1剂，再煎服用，共7剂。

2014年1月23日二诊

刻下症：服药后出现流鼻血，排便困难，伴见肛门灼热感，进食正常，饮食后出现脐周阵痛，但进食营养餐后症状可消失，大便正常，无体重减轻，纳可，睡眠可，舌红，苔黄腻，脉略滑。考虑顺气消食化痰丸过于温燥，调整处方为枳实导滞丸。

中药处方：枳实15g，六神曲15g，茯苓10g，黄芩10g，黄连5g，白术15g，泽泻15g，布渣叶15g，杞果核15g。

水煎服，每日1剂，再煎服用，守方治疗至2014年4月4日，患者已停用部分肠内营养，可以进食正常饮食，其间未诉腹痛发作，大便正常。

2014年4月4日三诊

刻下症：目前三餐均有食用正常饮食，暂未发生梗阻情况，大便正常，无体重减轻，纳可，睡眠差，舌红，苔薄黄，脉略细弱。患者腻苔已退，滑脉消失，脉为细弱，考虑存在气阴不足，调整处方。

中药处方：升麻15g，人参10g，白术10g，橘红10g，麦冬10g，苍术10g，枳实10g，六神曲10g，茯苓5g，五味子5g。

水煎服，每日1剂，再煎服用，此方加减治疗至2017年6月，其间多次复查炎症指标较为稳定。

2017年6月1日四诊

刻下症：诉目前觉少许疲倦，上腹胀满感，进食及紧张后出现，胃纳可，睡眠较前变差，大便每日1次，成形，时有排便不尽感，小便可，体重较前略有增加，舌淡红，有齿印，苔黄微腻，脉偏细弱。体重稳定。舌苔转腻，症状与情绪有关，考虑脾虚湿滞，肝气失畅，调整为枳术丸加减治疗。

中药处方：白术30g，枳实15g，荷叶10g，鸡内金15g，橘红5g，六神曲15g，法半夏10g，浮小麦30g，甘草15g，大枣10g。

水煎服，每日1剂，再煎服用，根据实滞情况，方中加减处理。

治疗期间部分关键指标：

2014年6月20日血常规、ESR、hs-CRP均正常。

2014年10月9日血常规、ESR、hs-CRP均正常。

2015年12月10日血常规：WBC $5.08×10^9$/L，Hb 103g/L，PLT $343×10^9$/L；

ESR：18mm/h；hs-CRP：6.7mg/L。

2016 年 1 月 4 日血常规：WBC 6.52×10⁹/L，Hb 97g/L，PLT 383×10⁹/L；ESR：25mm/h；hs-CRP：7.6mg/L。

2016 年 2 月 4 日血常规：WBC 6.32×10⁹/L，Hb 113g/L，PLT 426×10⁹/L；ESR：17mm/h；hs-CRP：9.7mg/L。

2016 年 3 月 31 日血常规：WBC 5.35×10⁹/L，Hb 110g/L，PLT 350×10⁹/L；ESR：22mm/h；hs-CRP：10.2mg/L。

2016 年 6 月 23 日血常规：WBC 5.35×10⁹/L，Hb 125g/L，PLT 322×10⁹/L；ESR：20mm/h；hs-CRP：11.4mg/L。

2017 年 3 月 8 日血常规：WBC 6.13×10⁹/L，Hb 148g/L，PLT 303×10⁹/L；ESR：23mm/h；hs-CRP：12.2mg/L。

2017 年 4 月 18 日血常规：WBC 7.59×10⁹/L，Hb 142g/L，PLT 265×10⁹/L；ESR：12mm/h；hs-CRP：13.18mg/L。

按语

患者就诊时已经在外院诊治，给予硫唑嘌呤＋美沙拉嗪治疗，炎症指标尚稳定，之所以至中医院要求诊治，关键的问题是进食后出现腹部疼痛，从西医学层面考虑应该是由肠道狭窄所致，由于患者炎症指标不高，所以狭窄是瘢痕引起的可能性大，这种狭窄西药的效果并不理想，经使用中医治疗后，虽然炎症指标时有波动，但一直没有出现进食后腹部疼痛的情况，而且可以正常饮食，这也是中医药的一个作用。

本案初诊时，症见进食后脐周阵痛，舌红，苔黄腻，脉略滑，为食滞太阴，虽有积痛之象，但大便尚正常，未波及阳明，《脾胃论·饮食伤脾论》曰："伤食者，有形之物也。轻则消化，或损其谷，此为最妙也，重则方可吐下。"故先予顺气消食化痰丸以"投石问路"，消导食积，畅达三焦气机。然二诊时出现鼻衄，大便困难，知是食积已甚，化火热上炎伤络，伤大肠津液，病重药轻，遂改投枳实导滞丸化裁。枳实导滞丸为李杲所创方剂，《内外伤辨惑论·辨内伤饮食用药所宜所禁》云："治伤湿热之物，不得施化，而作痞满，闷乱不安。"《医方集解·枳实导滞丸》云："治伤湿热之物，不得施化，痞闷不安，腹内硬痛，积滞泄泻。"本方君以大黄、枳实攻下，推荡积滞；佐以黄芩、黄连清热，茯苓、泽泻利湿；神曲化食；又以白术补土固中，以免苦寒伤正。原方制丸而势缓，改为汤剂服之，恐峻下伤正，故以布渣叶、杧果核代大黄，布渣叶淡、微酸，性平，杧果核酸、涩，性平，两者均为岭南地区常用消食药物，杧果核兼有健胃之效。

从 2014 年到 2017 年近 3 年的治疗过程中，虽然患者的腹痛情况未再反复，但其食滞的情况时有发生，这与患者肠腔狭窄的特点和其对饮食的调控差有关，这种情况年轻患者表现得尤为突出，一般在症状较为明显时尚能按医嘱执行，一旦症状好转，就很难规范饮食，需要药物辅助。

虽然患者食滞的病机是相似的,但在处理的方式和用药的特点上却有所不同,在最早期时,患者舌红,苔黄腻,脉略滑。实证之象明显,所以选择祛邪为主的枳实导滞丸;经治疗后,脉转细弱,存在气阴不足情况,故调整处方,消导药物与补益气阴药物同用。再到后来,舌脉转变为舌淡红,有齿印,苔黄微腻,脉偏细弱,同时症状出现与情绪有关,考虑合并了肠易激综合征表现,中药改为枳术丸加减。

枳术丸主治胸膈痞满,消食滞,强健脾胃。此方出现在李杲的医著中,东垣注明"易水张先生枳术丸",可见此方出自张元素。杨士瀛提出:"且如易水张先生枳术丸,神妙可推,以白术之甘温补脾胃,其苦除胃中之湿热,是先补其亏后以克化之者。枳实是也,以枳实苦寒泄心下痞闷,消化胃中所伤,则不峻利也,且以烧饭和药,与白术协力滋养谷气,令脾胃自厚,不至内伤。"杨士瀛较为独特地提出了枳术丸可除胃中湿热的观点,而克罗恩病患者出现舌苔黄腻,往往就提示脾虚而不散精,饮食留于胃中化为湿滞,湿滞阻遏的中焦气机运行而气郁热化。

枳术丸在病机上总结为脾胃虚弱,湿热留于胃,痰湿阻滞脾,宿食留于中,中焦因虚而不运,因滞而不运,形成气机不畅而气滞,其症状要点是心下痞满,喜揉喜按,食少不化,舌脉上为舌淡,或胖有齿印,苔白厚或白厚为主、略带薄黄,脉整体偏细弱,但右关尺脉有滑象,中取时明显。

根据《内外伤辨惑论·辨内伤饮食用药所宜所禁》载:"白术者,本意不取其食速化,但久令人胃气强实,不复伤也。"张元素在《医学启源》中提到:"枳实……其用有四:主心下痞一也。化心胸痰二也。消宿食,散败血三也。破坚积四也。又云:纯阳,去胃中湿。去瓤,麸炒用;白术……其用有九:温中一也。去脾胃中湿二也。除脾胃热三也。强脾胃、进饮食四也。和脾胃,生津液五也。主肌热六也。治四肢困倦,目不欲开,怠惰嗜卧,不思饮食七也。止渴八也。安胎九也。"恰如李杲所指,枳术丸中枳实,便有治心下痞、消宿食、破坚积的作用,而白术的主要作用,便是张元素论述中的第四个:强脾胃、进饮食。白术多枳实1倍,是以升脾为主,脾胃一升一降则心下痞证消,先补后消使药不峻猛。荷叶芬芳养胃升发脾气,用煨饭,和药与术协同作用以滋养胃气,每服50丸,不拘时候服,其白术的用意有别于传统用药的认识。

根据补土理论"补泻"的原理,结合克罗恩病脾胃虚弱的体质特点,当出现脾虚夹食滞时,可以运用枳术丸通过补虚运滞的作用,一方面加强脾胃受纳运化作用,使脾胃自身能更好地承纳运化水谷,改善食欲,另外一方面又可以辅助胃的和降的作用,使水谷不积滞中焦,阻碍运化,增强营养物质的吸收与利用,改善克罗恩病患者的营养状态。

对于克罗恩病,脾胃虚弱是根本,但纯用滋补则生积滞,此为不易之理,但积滞之物并非全是废物,关键是将其运化,为自身不足所用,才为治疗的着眼点。

枳术丸攻补兼施，补脾与导滞并进，具有"变废为宝"之功，适用于克罗恩病缓解期，脾未大亏，滞未结实的阶段，亦可作为肠内营养治疗的协同手段。

（何家鸣　胡锦辉　陈　延）

案例五　从托补角度治疗克罗恩病合并肛瘘案

李某，男，32 岁，2016 年 9 月 9 日初诊。

主诉：肛周疼痛 5 个月余。

现病史：患者 5 个月前因肛周疼痛发现肛瘘，并于某医院行肛瘘切开引流挂线术，住院期间完善相关检查，诊断为克罗恩病（回结肠型，非狭窄非穿透，肛瘘，活动期，轻度），肛瘘术后行肠内营养支持及硫唑嘌呤治疗，现肛瘘挂线状态，维持硫唑嘌呤（每日 1 次，每次 100mg）治疗。2016 年 9 月 1 日复查 ESR：37mm/h，Hb：142g/L。

既往史：否认高血压、糖尿病等内科疾病病史，否认肝炎、结核等传染病病史，否认手术、重大外伤及输血史。

过敏史：否认食物及药物过敏史，否认其他药物、食物及接触物过敏史。

刻下症：

（1）肠道症状：现无明显腹痛，大便每日 2 次，基本成形。肛周病变：肛瘘，瘘管伴有稀淡黄色脓液。

（2）全身症状：精神一般，形体适中，无发热寒战，无胸闷心悸，无恶心呕吐，无潮热盗汗，无口干，无口苦、口淡、口甜、口咸，情绪一般，纳、眠差，进食后腹胀，生殖器周围无溃疡。

（3）肠道外表现：无关节病变，无皮肤病变，无眼病，无肝胆疾病，无血管病变，无肺部损害。

（4）营养表现：近期体重基本稳定，生长发育、性发育正常，无消瘦、贫血、低蛋白血症等表现。

（5）舌脉：舌红，苔薄白，脉弦细。

中医诊断：肛瘘。

中医证型：脾虚湿困。

西医诊断：克罗恩病（回结肠型，非狭窄非穿透，肛瘘，活动期，轻度）。

西药处方：口服硫唑嘌呤 100mg/d。

治法：健脾益气，升阳托透，佐以活血。

中药处方：自拟肛瘘方加减。

黄芪 15g，当归 10g，太子参 10g，白芷 10g，防风 10g，炙甘草 10g，桔梗 10g，肉桂（焗服）3g，川红花 5g，酒川芎 5g，茯神 10g。

水煎服，每日 1 剂，再煎服用，共 14 剂。

2016年10月20日二诊

刻下症：肛瘘渗液好转，无明显腹痛，大便每日2次，基本成形，进食后腹胀，纳、眠差，小便尚可，舌红，苔薄白，脉细弱，维持西药方案，原方加龙眼肉15g、五味子5g、广升麻5g。

中药处方：黄芪15g，当归10g，太子参10g，白芷10g，防风10g，炙甘草10g，桔梗10g，肉桂（焗服）3g，川红花5g，酒川芎5g，茯神10g，龙眼肉15g，五味子5g，广升麻5g。

水煎服，每日1剂，再煎服用，共28剂。

2016年11月17日三诊

刻下症：进食产气食物后腹部少许胀痛，肛瘘渗液为白色，较前有所减少，大便每日2次，基本成形，纳、眠差，小便尚可，舌红，苔薄白，脉细弱，上方加败酱草10g、土茯苓10g。

中药处方：黄芪15g，当归10g，太子参10g，白芷10g，防风10g，炙甘草10g，桔梗10g，肉桂（焗服）3g，川红花5g，酒川芎5g，茯神10g，龙眼肉15g，五味子5g，广升麻5g，败酱草10g，土茯苓10g。

水煎服，每日1剂，再煎服用，此方根据食滞情况，加减治疗至2017年3月。

2017年3月17日四诊

刻下症：因患者有生育要求，要求停用硫唑嘌呤，考虑多次复查炎症指标均稳定，肠道症状稳定，肛瘘挂线状态下控制稳定，可尝试停用硫唑嘌呤，维持纯中药治疗，中医考虑肛瘘为首发症状，局部肛周存在热毒及血瘀，停用硫唑嘌呤后，病情可能会存在反弹情况，中药当加强解毒化瘀之力，增加白花蛇舌草及薏苡仁等有祛湿解毒作用的中药以防病情反复。

中药处方：五指毛桃15g，当归5g，太子参10g，白芷10g，防风5g，甘草15g，肉桂（焗服）1g，醋莪术5g，龙眼肉15g，五味子5g，升麻5g，败酱草15g，土茯苓30g，山药15g，白花蛇舌草10g，炒薏苡仁15g。

水煎服，每日1剂，再煎服用，此方加减，维持至今。

2018年3月患者诉肛瘘已完全愈合。

治疗期间部分关键指标：

2016年10月18日ESR：26mm/h，hs-CRP、血常规正常。

2016年11月29日ESR：20mm/h，hs-CRP、血常规正常。

2017年2月9日ESR、hs-CRP、血常规正常。

2017年3月17日ESR、hs-CRP、血常规正常。

2017年5月16日ESR、hs-CRP、血常规正常。

2017年6月20日ESR、hs-CRP、血常规正常。

2017年7月18日ESR、hs-CRP、血常规正常。

按语

肛周病变是克罗恩病的常见表现，20%～30%克罗恩病的患者可能出现肛周病变，尤其有部分克罗恩病患者是以肛周病变作为首发症状而就诊。之所以将肛周病变单列出来，是因为肛周病变一般属于中医外科范畴，其诊治思路及方法跟中医内科的处理方式有所不同。

在古代，因没有现代盆腔磁共振等检查设备，多以症状特点作为病名进行描述，如《外科证治秘要·各论》认为"肛门痈湿热所结，由于酒色而成。初起寒热，绕肛红肿而痛，大便不通，最易成脓"，"偷屎瘘管或左或右成脓，小者名偷粪鼠，大者名肛门痈"，"绕肛成脓者名脏头毒"。"此三证最易成管，若一月之内，不能收功，必成漏管"。漏管即瘘管，上述描述与克罗恩病合并肛瘘患者的临床表现有很多类似的地方。

论及治法，其大法为"宜补，兼去湿热"。因肛瘘之形成，必有里虚的基础，正气存内，邪不可干，邪之所凑，其气必虚，这一点在肛瘘患者表现得尤为明显，《疡医大全·悬痈门主论》云："胯下两臀尖下，大道前（谷道）。小道后，水道成悬痈，皆是虚极人患此。近谷道左右，乃名痔痈，宜急补脾脏，及发处贴药，即用发穴药。破后用抽脓膏，脓尽用合疮口药合之。慎勿过冬，即成冷漏，难治。"《吴氏医方汇编·悬痈》云："生于前阴之后，后阴之前，立若悬胆，故以名之。属足三阴亏损之症。初起小便涩者，用清心莲子饮；燉痛者，须活命饮；脓成，须以八珍、十全、补中益气等汤调理。外用人参敷之。断不可妄用寒凉，致生漏管，无可挽回矣。"《不居集·诸漏》云："悬痈，谓疮生于玉根之后，谷道之前，属足三阴亏损之症，轻则为漏，沥尽气血而亡，重则内溃而即殒。大抵此症原属阴虚，肝肾不足之人，故多患之。"《临证一得方·上下身内痈部》云："肛旁痈虽系湿热为患，究因先天不足，水不润金，肺阳下陷大肠，致溃久不敛。恐延内热，咳呛成怯最易。""肛痈已溃，肉凸流脂，按脉虚数，纳减，乃中虚湿陷，未决奏功。""肛痈溃久，眼细根深，时作旁胀，加之胃痞作痛，气怯不舒，舌黄少液，咽痛且干，脉象弦细，乃水不涵木，木来侮土而虚阳上亢，湿热下注，漏怯之成势所必致""肛痈延久，老脓成管，化头滋蔓不一，诊脉滑数，真水弱而湿蕴不清，患难体弗事霸术于贵体方宜"。由此可见，太阴脾土，少阴肾水，厥阴肝血亏虚均可导致肛瘘的产生，但核心脏腑应该是脾，因"脾为至阴"，而且脾为气血生化之源，具升发之性，外科所言托补之法多从中焦脾土处入手。《灵验良方汇编·治悬痈方》云："悬痈乃三阴亏损，湿热结聚而成。此穴在于谷道之前，阴器之后，又谓海底穴也。初生状如莲子，少痒多痛，日久渐如桃李，赤肿燉痛，欲溃为脓。破后调理不慎，轻则成漏，重则沥尽气血，变为痨瘵不起者多矣。利去湿热，亦有可消者，十中三、四。如十余日后，肿势已成，不得内消，宜托里消毒散（方见前，加山甲、皂角刺，服之自破）。如肿高光亮，脓熟不破者，用针急破之，秽脓一出，其患易安。脓出之后，朝服六味地黄丸，午服十全大补汤加丹皮、泽泻，温补滋阴。脾弱者，服补中益气汤，以滋化源。日久成漏者，宜炙甘草膏化汤，吞服蜡矾丸。若误服寒凉药，损胃伤脾，以致患口渐开，秽脓不止，定成虚痨难愈。"

除药物治疗外，中医外科还有手术的方法处理肛周病变，这也是其专科的优势，所以对于克罗恩病的治疗，内外科协作是十分必要的。《外科备要·证治·悬痈》提出肛周脓肿"如不破，脓熟胀痛者，用卧针开之，秽脓一出，其肿全消者顺"；《外科正宗·下部痈毒门》也提到，"日久内脓已成，不破头而胀痛者，急针之，法当补托"。本患者也是先在西医院切开排脓并挂线后再给予中医治疗的，所以邪气有出路，我们才以补为主，若邪气没有出路，当先以祛邪为主。

补土学术流派对于肛瘘、肛痈的病机认识遵循《素问·生气通天论》的认识原则："营气不从，逆于肉理，乃生痈肿。"李杲的弟子在《东垣试效方·明疮疡之本末》中记录了东垣对于此问题的看法。在疮疡、痈肿诸论中，大多数医家把痈疡的病机归结于湿热相搏，热化为脓，部分医家只说热化为脓，而不言湿邪，部分医家提到湿气生疮，寒化为热而成脓，东垣认为上述分析虽均有其道理，但都未言及本病的根本所在，"营气不从，逆于肉理，乃生痈肿"才是痈疡形成的关键病机。营气是胃气所化，营养着在外的荣卫之气，同时又与五运六气相接合。而逆于肉理的原因在于湿气的存在，湿气又分为外湿与内湿，《素问·阴阳应象大论》云："地之湿气，感则害人皮肉筋脉。"《素问·生气通天论》云："膏粱之变，足生大疔，受如持虚。"前者为外湿，后者膏粱之变则为内湿，湿气阻滞，营气逆行，凝于经络，形成了疮疡，"此邪不在表，不在里，惟在其经中，道病也"。以肛周病变为首发的患者，一般肠道症状情况不明显，因为病在经中，不在表，也不在里。现在中国饮食文化趋于西化，肥甘厚腻之品进食颇多，东垣认为："杂以厚味，日久太过，其气味俱厚之物，乃阳中之阳，不能走空窍先行阳道，反行阴道，逆于肉理，则湿气大胜；子能令母实，火乃大旺，热湿即盛，必来克肾；若杂以不顺，又损其真水，肾即受邪，积久水乏，水乏则从湿热之化而上行，其疮多出背、出脑，此为大疔之最重者也。若毒气行于肺，或脾胃之部分，则毒气次之夜。若出于他经，又其次也。湿热之毒所止处，无不溃烂。"总的来说，营气就是胃气所化，也是阳气的一种表现方式，肛瘘及肛痈也是阳气下陷后的产物，阳气下陷于土下，则与湿邪搏结于下焦，土下为寒水之处，若湿热为寒水所伏，则不往上走，留于肛周，阳气不伸，化为内风，风湿热搏结在肛门而发肛痈，寒水与风湿热相交则发肛瘘。

本案以肛周病变为首发症状，于某院确诊为克罗恩病，肛瘘给予挂线处理，当时肠道及全身症状不明显，西医使用全肠内营养诱导缓解，口服硫唑嘌呤为维持方案。对于克罗恩病的肛瘘治疗，无论从西医角度还是从中医角度，治疗上都是存在难度的，因为治疗目标包括了预防肛周脓肿再发、促进肛瘘真性愈合，而目前明确具有促进肛瘘愈合的西药方案是生物制剂，本患者由于经济原因，未选择生物制剂治疗，所以促进瘘管愈合的重担就落在中医药身上。

中医治疗克罗恩病肛瘘，必须认清虚实，既要看到实的一面，还要看到虚的一面，因为虚才是根本，实只是局部。本案起于 2016 年 4 月，当年岁运为太水，司天为少阳相火，在泉为厥阴风木，4 月为二运及二之气，主运为少火，客运为少木，主气为少阴君火，客气为太阴湿土，综合全年运气及 4 月的运气情况，寒湿之气交盛，火郁于下，"丙寅丙申……民病寒中，外发疮疡，内为泄满"，"火郁之发……民病少气，疮疡痈肿"，"火复……病寒热疮疡……"，"太阴之胜，火气内郁，疮疡于中，流散于外"。寒水太过之年，导致下陷的阳气无法伸展，加之太阴湿土客气，寒湿阻滞，阳气下于下焦，此时司天、主气、主运均为火热，郁于寒湿之中，与寒湿相搏，逆于肉理，阳气不伸，风气内窨，风湿热搏结在肛门而发肛痈，寒水与风湿热相交则发肛瘘。东垣治疗疮疡必须遵守"必当伏其所主，而先其所因，以其始则同，其终则异，可使破积，可使溃坚，可使气和，可使必已，必先岁气，勿伐天和"。东垣有个疮疡案例，疮疡治疗当泻营气，"非苦寒之剂为主、为君不能除"。当时病在冬月，感寒而发，病至农历四月而不见缓解，故配伍中加用了辛温和血、大辛散结的药物作为臣药，此外，此人气血不足，故又加黄芪、人参、甘草、橘皮、当归、生地黄以补气血。对于此案患者也需要结合克罗恩病的病机特点，发病时的运气情况，西药用药情况及外科处理的手段，综合分析，才能处方。

初诊时给予自拟肛瘘方加减，自拟肛瘘方是针对克罗恩病患者以肛瘘为主要表现而拟定的专方，其基本思路源于托里消毒散，但基于肛瘘患者里虚是其主因这一认识，在原方中减少了清热解毒的金银花、连翘，加用了升脾祛湿的防风，补火生土的红花和温补命门的肉桂，使补虚之力更强。东垣对于疮疡提出了托里、疏通、和荣卫三法，此案选择自拟肛瘘方治疗，就是把此三法糅合使用，以托里、和荣卫为主，疏通为辅。克罗恩病脾胃虚弱、阳气下陷是基本存在，而且肛痈解除，肛瘘一直存在，必须用托里之法，托透余邪、补元气、升阳气，故用黄芪、太子参、炙甘草、防风、桔梗和荣卫，保证局部气血通畅，使营气不逆于肉理，故用当归配黄芪；疏通局部湿瘀毒邪，则使用白花蛇舌草、土茯苓、败酱草及薏苡仁等有祛湿解毒作用的中药。

为何没有使用苦寒药物？原因有三：第一，此时太水为岁运，因寒而阳不升，"从前来者为本"、"从后来者为标"，治病必求之于本，湿热为局部症状，而其起因为阳气下陷，寒水内困，必须用苦温之药，苦以燥湿，温以散寒；第二，患者就诊时已经没有肛周脓肿，脓肿情况已给予外科处理，而且局部还使用了挂线治疗，保证了局部湿热的出路，不需要再用苦寒为君治疗，此外本病的基础是脾胃虚弱，苦寒之品易伤中土，同时苦寒之品阻碍阳气升发；第三，初诊时西药给予硫唑嘌呤治疗，从中医学角度认识，此药已起到局部压制火热之力，不须再给予过多的苦寒之药处理局部郁热。太阳寒水盛于下焦，用肉桂以温化下元，水化气，加桔梗导所化之气上行，避免局部再发脓肿。睡眠不佳，脉细，考虑阴分不足，加龙眼肉、五味子以养阴安神，腹部有胀满感，考虑气陷于下，不能升举，升麻能启土下之气而出土，升举下陷的阳明之气。随后因患者热象有所增加，加败酱草、土茯苓以解湿浊毒邪。守方至 2017 年 3 月 17 日，患者提出因考虑生育二孩，要求停用硫唑嘌呤；跟患者沟通，对于男性来说，并不一定要停用药物，而且前期治疗病情稳定好转，停用药物不排除有复发可能，但患者坚持要停药，要求纯中医治疗。患者已无明显临床不适，肛瘘部分已无渗液，肛瘘挂线状态下控制稳定，多次复查炎症指标均稳定，肠道症状稳定，可尝试停用硫唑嘌呤，维持纯中药治疗。方药方面考虑肛瘘为首发症状，局部肛周存在湿热毒邪，可以选用祛湿解毒佐以清热之品，常用的药物有土茯苓、薏苡仁、半枝莲、白花蛇舌草、半边莲等，治疗期间患者临床症状及实验室检查数据均处于稳定状态，对于部分克罗恩病患者，纯中药治疗同样可达到维持缓解之目的。

此案涉及了克罗恩病本身治疗、肛瘘的处理、生育要求后方案转换等情况，必须认识疾病本身的内在规律，根据首发症状分析其原因，同时要结合时运、西药方案、不适症状及舌脉情况，在基础方案上进行加减，有利于达到长程的维持缓解。对于肛瘘而言，治疗不离托里、疏通、和荣卫三法，三法糅合使用，根据患者的基础情况及肛周皮肤辨证情况，再予调整何法为主，何法为辅。

本案例与"纯中医治疗克罗恩病合并肛周脓肿案"均为治疗克罗恩病合并肛周病变的案例，而且均为经切开引流处理后的案例，但用药侧重点有所不同，前一个案例从诊治之初就没有使用西药，所以在治疗策略方面，既要促进瘘口的愈合，又要对抗疾病的炎症反应过程，所以从肛痈的角度出发，并不完全以托透为主，而是以健脾、升陷、化浊、解毒等综合方法为主，从而同时解决了缓解病情与改善肛周病变的双重作用。而本患者在治疗的初期，已经使用了规范的西医治疗，在处理肛瘘问题上，中医药的靶点相对简单，主要是为了促进肛瘘口的愈合，因此，采取了中医外科托补之法，使用自拟肛瘘方为基础方进行加减。

（黄智斌　李秋慧　陈　延）

参 考 文 献

包春辉，吴璐一，吴焕淦. 2016. 针灸治疗活动期克罗恩病：随机对照研究[J]. 中国针灸，36（7）：683-688

曹亮，吴莺，张宇川. 2016. 肠内营养治疗门诊克罗恩病患者 18 例病例分析[J]. 世界最新医学信息文摘，16（92）：161

朝仓均，姚桢. 2006. 病变局部感染在克罗恩病与溃疡性结肠炎发病上的意义[J]. 日本医学介绍，27（4）：174-175

陈慧，马木提江·阿巴拜克热，刘学. 2018. 克罗恩病肛瘘治疗方法的探讨[J]. 安徽医药，22（1）：43-45

陈延，黄智斌，刘奇，等. 2015. 补土方案维持克罗恩病缓解期及生存质量研究[J]. 中国中西医结合消化杂志，23（12）：888-890

陈雨，王上. 2016. 李家庚变通运用乌梅丸法治疗慢性难治性肠胃病举隅[J]. 中华中医药杂志，31（2）：524-526

程生赋，程生林，马菊林，等. 2013. 薏苡附子败酱散治疗克罗恩病案例介绍[J]. 山东中医杂志，32（8）：592-593

董四海，汤翔，朱文，等. 2009. 分期从痈论治肛周克罗恩病 36 例[J]. 湖南中医杂志，25（5）：72-73

樊玲，苟春雁. 2015. 隔药饼灸联合姜黄素治疗克罗恩病的疗效观察[J]. 中国药房，26（23）：3283-3285

胡正超，顾国胜，李冠炜. 2017. 中药洗剂在克罗恩病肛瘘治疗过程中应用研究[J]. 中医药临床杂志，29（4）：568-571

郇义超，赵佳，包永睿，等. 2012. 柴胡桂枝汤治疗克罗恩病的临床疗效分析[J]. 中国医药导报，9（7）：103-104

黄文宇，郝倩，葛君. 2017. 克罗恩病患者临床特点及其吸烟关系的回顾分析[J]. 宁夏医科大学学报，39（2）：166-168

李凤鸣. 2016. 四神丸加味对克罗恩病患者疗效及 TH17 细胞、IL-23 因子含量的影响[J]. 山东医学高等专科学校学报，38（6）：424-427

李国年. 2017. 柴胡桂枝汤治疗克罗恩病的临床效果探讨[J]. 基层医学论坛，21（7）：858-859

李军. 2011. 从五脏论治炎症性肠病的体会[J]. 江苏中医药，43（11）：69-70

李明松，朱维铭，陈白莉. 2015. 克罗恩病——基础研究与临床实践[M]. 北京：高等教育出版社，19-81

李乾构，周学文，单兆伟. 2006. 中医消化病诊疗指南 [M]. 北京：中国中医药出版社：85-89

刘金涛，王丽贤，刘顺永. 2012. 少腹逐瘀汤加减治疗克罗恩病 1 例[J]. 河北中医，34（5）：798

刘沈林. 2009. 乌梅丸法治疗慢性难治性肠病临证心悟[J]. 江苏中医药，41（7）：35-36

刘石坚. 1997. 何炎燊老中医治疗克隆病医案评析[J]. 新中医，29 （3）：8-9

吕永慧. 2010. 克罗恩病的中医诊治思路[J]. 现代消化及介入诊疗，15（4）：244-247

马旭慧. 2012. 柴胡桂枝汤加减在克罗恩病治疗中的临床疗效分析[J]. 按摩与康复医学，3（5）：
164-165

欧阳博文，陈延. 2013. 从"疮全赖脾土"理论探讨克罗恩病的中医治疗[J]. 广州中医药大学学
报，30（4）：583-585

沈畅. 2017. 加减乌梅丸治疗克罗恩病 28 例观察[J]. 浙江中医杂志，52（1）：23

石啸双，姜爱平. 2015. 盘龙针灸法为主治疗克罗恩病合并强直性脊柱炎 1 例[J]. 江苏中医药，
47（4）：48-49

孙薛亮，王晓鹏，甄曙光. 2018. 解毒通络方治疗克罗恩病肛瘘临床疗效[J]. 辽宁中医药大学学
报，20（5）：147-149

王浩，谷云飞. 2011. 谷云飞治疗克罗恩病肛瘘的经验[J]. 世界中医药，6（3）：223-224

王建云，王新月. 2011. 王新月辨治克罗恩病合并溃疡性结肠炎验案 1 例[J]. 上海中医药杂志，
45（5）：22-23

王声勇，朱燕莉，张海. 2016. 黄芩汤颗粒对克罗恩的免疫调节作用研究以及临床疗效分析[J].
中国中西医结合消化杂志，24（4）：314-316

王彦斐，朱曙东. 2017. 阳和汤治疗脾肾阳虚型克罗恩病临床疗效观察[J]. 山东中医药大学学
报，41（2）：138-140

王瑛，李佃贵，徐伟超. 2013. 从浊毒论治克罗恩病[J]. 河北中医，35（1）：60-61

夏冰，邓长生，吴开春，等. 2015. 炎症性肠病学[M]. 第 3 版. 北京：人民卫生出版社：258

徐民民，王浩. 2014. 谷云飞教授治疗肛周克罗恩病的经验[J]. 光明中医，29（12）：2503-2505

徐速，陈浩，曾莉. 2014. 三棱丸方加减治疗克罗恩病肠道纤维化 36 例疗效观察[J]. 结直肠肛
门外科，20（6）：433-434

徐速，陈浩，曾莉. 2017. 三棱丸方对克罗恩病肠纤维化中血小板活化治疗作用的研究[J]. 陕西
中医，38（2）：144-146

薛纯纯，张娜，李晓锋，等. 2018. 当代中医药治疗疾病的思路探讨[J]. 中华中医药杂志，33（10）：
4268-4230

燕妹璇，姜树民. 2015. 姜树民从痈论治克罗恩病经验[J]. 湖南中医杂志，31（9）：27-29

叶兰兰，黄智斌，魏裕涛. 2018. 基于生存质量及其影响因素探讨炎症性肠病精准护理方案[J].
中外医疗，37（19）：151-155

叶淑云，朱曙东. 2009. 阳和汤治疗炎症性肠病机理探析[J]. 广西中医药，32（5）：41-42

张建宁. 2013. 沈继泽临证治疗克罗恩病的经验[J]. 江苏中医药，45（11）：16-17

张庆茹. 2017. 毫针火针治疗克罗恩病[J]. 中华针灸电子杂志，6（4）：147

赵延华，赵智强. 2014. 略论克罗恩病的中医认识[J]. 南京中医药大学学报，30（5）：410-412

郑家驹. 2010. 克罗恩病长期中西医药物维持治疗[J]. 现代消化及介入诊疗，15（5）：298-303

郑霞. 2015. 火针点刺神阙穴治疗克罗恩病疗效观察[J]. 浙江中医杂志，50（8）：608-609

中华医学会消化病学分会炎症性肠病学组. 2015. 炎症性肠病营养支持治疗专家共识（2013·深圳）[J]. 胃肠病学，20（2）：97-105

中华医学会消化病学会分会炎症性肠病学组. 2018. 炎症性肠病诊断与治疗的共识意见[J]. 中华消化杂志，38（5）：292-311

朱兰香，陈彦君，严苏. 2016. 苏州地区克罗恩病患者食物不耐受的临床意义[J]. 胃肠病学，21（9）：538-541

Baumgart M，Dogan B，Rishniw M，et al. 2007.Culture independent analysis of ileal mucosa reveals a selective increase in invasive Escherichia coli of novel phylogeny relative to depletion of Clostridiales in Crohn's disease involving the ileum[J]. ISME J，1（5）：403-418

Beamish L A，Osornio-Vargas AR，Wine E. 2011.Air pollution：an environmental factor contributing to intestinal disease[J]. J Crohns Colitis，5（4）：279-286

Elson C O，Cong Y. 2012.Host-microbiota interactions in inflammatory bowel disease[J]. Gut Microbes，3（4）：332-344

Frank DN，St AA，Feldman R A，et al.2007. Molecular-phylogenetic characterization of microbial community imbalances in human inflammatory bowel diseases[J]. Proc Natl Acad Sci U.S.A.，104（34）：13780-13785

Gomollon F，Dignass A，Annese V，et al. 2017.3rd European evidence-based consensus on the diagnosis and management of Crohn's disease 2016：part 1：diagnosis and medical management[J]. J Crohns Colitis，11（1）：3-25.

Gophna U，Sommerfeld K，Gophna S，et al. 2006.Differences between tissue-associated intestinal microfloras of patients with Crohn's disease and ulcerative colitis[J]. J Clin Microbiol，44（11）：4136-4141

Guarner F，Malagelada J R. 2003.Gut flora in health and disease[J]. Lancet，361（9356）：512-519

Ivanov II，Atarashi K，Manel N，et al. 2009.Induction of intestinal Th17 cells by segmented filamentous bacteria[J]. Cell，139（3）：485-498

Khor B，Gardet A，Xavier RJ. 2011.Genetics and pathogenesis of inflammatory bowel disease[J]. Nature，474（7351）：307-317

Manichanh C，Borruel N，Casellas F，et al. 2012.The gut microbiota in IBD[J]. Nat Rev Gastroenterol Hepatol，9（10）：599-608

Manichanh C，Rigottier-Gois L，Bonnaud E，et al. 2006.Reduced diversity of faecal microbiota in Crohn's disease revealed by a metagenomic approach[J]. Gut，55（2）：205-211

Nerich V，Jantchou P，Boutron-Ruault MC，et al. 2011.Low exposure to sunlight is a risk factor for Crohn's disease[J]. Aliment Pharmacol Ther，33（8）：940-945

Ott SJ，Musfeldt M，Wenderoth DF，et al. 2004.Reduction in diversity of the colonic mucosa associated bacterial microflora in patients with active inflammatory bowel disease[J]. Gut，53（5）：685-693

Pascal V，Pozuelo M，Borruel N，et al. 2017.A microbial signature for Crohn's disease[J]. Gut，66（5）：813-822

Peterson DA，Frank DN，Pace NR，et al. 2008，Metagenomic approaches for defining the pathogenesis of inflammatory bowel diseases[J]. Cell Host Microbe，3（6）：417-427

Petnicki-Ocwieja T，Hrncir T，Liu Y J，et al.2009.Nod2 is required for the regulation of commensal microbiota in the intestine[J]. Proc Natl Acad Sci U.S.A.，106（37）：15813-15818

Schultz M，Butt AG. 2012.Is the north to south gradient in inflammatory bowel disease a global phenomenon?[J]. Expert Rev Gastroenterol Hepatol，6（4）：445-447

Seksik P，Rigottier-Gois L，Gramet G，et al. 2003.Alterations of the dominant faecal bacterial groups in patients with Crohn's disease of the colon[J]. Gut，52（2）：237-242

Sellon RK，Tonkonogy S，Schultz M，et al.1998. Resident enteric bacteria are necessary for development of spontaneous colitis and immune system activation in interleukin-10-deficient mice[J]. Infect Immun，66（11）：5224-5231

Sokol H，Jegou S，McQuitty C，et al. 2018.Specificities of the intestinal microbiota in patients with inflammatory bowel disease and Clostridium difficile infection[J]. Gut Microbes：9（1）：55-60

Sokol H，Seksik P，Rigottier-Gois L，et al. 2006.Specificities of the fecal microbiota in inflammatory bowel disease[J]. Inflamm Bowel Dis，12（2）：106-111

Taurog JD，Richardson JA，Croft JT，et al. 1994.The germfree state prevents development of gut and joint inflammatory disease in HLA-B27 transgenic rats[J]. J Exp Med，180（6）：2359-2364